OBACHT GEBEN, LÄNGER LEBEN!

Helmut A. Seidl

VORBEUGEN UND HEILEN IM ALTEN BAYERN

OBACHT GEBEN, LÄNGER LEBEN!

Volk Verlag München

Die Deutsche Bibliothek verzeichnet diese Publikation in der
Deutschen Nationalbibliografie; detaillierte bibliografische Daten
sind im Internet über https://portal.dnb.de/ abrufbar.

© 2022 Volk Verlag München
Neumarkter Straße 23; 81673 München
Tel. 089 / 420 79 69 80; Fax: 089 / 420 79 69 86

Druck: Pustet, Regensburg

ISBN 978-3-86222-433-3

www.volkverlag.de

INHALT

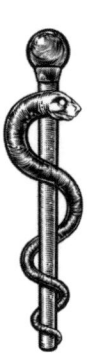

EINLEITENDE BEMERKUNGEN

Das Erhalten oder Erlangen der Gesundheit ist normalerweise für Menschen das Allerwichtigste. So pflegte man denn auch einst in Bayern zu sagen: *Der Gsund geht über Ehr und Amt.* Dabei war „der Gsund" der bairische Ausdruck für Gesundheit.

Überhaupt spielte früher der bairische Volksmund beim Gesundbleiben und Gesundwerden eine bedeutende Rolle. Da es, vor allem auf dem Lande, kaum Ärzte gab, geschweige denn Krankenhäuser, hielt man sich häufig an volksmedizinische Empfehlungen, bei denen aber nicht nur körperliche Erfahrungswerte, sondern auch Mystizismus und dubiose Praktiken breiten Raum einnahmen. So schreibt etwa der in Weiden und Neustadt an der Waldnaab tätig gewesene Landgerichtsarzt Wilhelm Brenner-Schäffer im Jahr 1861, „daß noch heute Aberglaube und Wunderglaube, Beschränktheit und Vorurtheil das Volk bis zum Tode gefangen" halten. Man vertraute sich bei gesundheitlichen Problemen allzu häufig Scharlatanen, Quacksalbern, „Zahnbrechern", „Okulisten" bzw. „Starstechern", „Oleariern" (Öl-Essenzenhändlern), Kräuterweibern, „Wurzgräbern" und sogar „Waldhänseln" an.

Andererseits handelte es sich bei populären Gesundheitsregeln oft um „gesunkenes Kulturgut", also Anschauungen der alten, hippokratischen Schulmedizin. So leiten sich volkstümliche Ratschläge nicht selten vom „Regimen Sanitatis Salernitanum" her, einem gereimten Lehrgedicht, welches um 1100 an der Hochschule im süditalienischen Salerno entstand. Dieses „Regimen" wurde in der Folgezeit immer wieder erweitert und in fast alle Landessprachen Europas übertragen. Daher gehen volksläufige Gesundheitsregeln mitunter auf die „Schola Salernitana" zurück, beispielsweise der bairische Rat *Auf an Katznjamma g'hört a frische Maß Bier!*

Dem mag mancher Bayer zwar zustimmen, doch medizinisch ist das nicht haltbar. Insofern ist dieses Buch, auch wenn der eine oder andere der angeführten Gesundheitstipps jetzt immer noch gutgeheißen werden könnte, keineswegs ein medizinischer Ratgeber im heutigen Sinne. „Obacht geben, länger leben!" versteht sich vielmehr als informativ-vergnüglicher Beitrag zur Kulturgeschichte Bayerns.

Da die besagten Salernitaner-Regeln natürlich auf der sogenannten Viersäftetheorie basierten, ist es zum besseren Verständnis der nachfolgenden, einst von Ärzten oder auch Laien ausgesprochenen, Gesundheitsempfehlungen unerlässlich, dieses traditionelle Medizinkonzept vorab in seinen Grundzügen zu beschreiben.

Es handelt sich dabei um die „Humoralpathologie", an der europäische Ärzte bis weit ins 19. Jahrhundert hinein festhielten. Sie fußt auf dem hippokratischen Lehrsystem, das durch Hippokrates von Kos (460 v. Chr. – etwa 377 v. Chr.) begründet wurde. Galen(os) von Pergamon (129–199), der „princeps medicorum" des Mittelalters, hat es mit seinen Dogmen dann weiter verfeinert. So heißt es etwa noch in einem Trinkspruch für Ärzte aus dem Jahr 1763: „Seyd würdge Schüler von Galenen, Beglückt in Curen und bey Schönen." Durch den Perser Avicenna alias Ibn Sina (980–1037) – Vorbild für Noah Gordons Weltbestseller „Der Medicus" – wurde das auf den „humores" (Säften) beruhende Konzept ebenfalls weiterentwickelt und tradiert.

Es ging davon aus, dass es im menschlichen Körper vier Säfte gibt, nämlich Blut, gelbe und schwarze Galle sowie Schleim. Die in das System integrierte „Temperamentenlehre" wirkt noch heute bei den Bezeichnungen „Sanguiniker", „Choleriker", „Melancholiker" und „Phlegmatiker" nach. Die jeweilige Zuordnung hing von der Dominanz eines der vier Säfte ab. War ein Saft jedoch in allzu großem Übermaß vorhanden oder gar verdorben, dann wertete man das als Krankheit. Um die Harmonie wiederherzustellen bzw. einen Saft von schädlicher Materie zu befreien, spielten daher Praktiken wie Aderlass oder Abführen eine zentrale Rolle.

Und zum Tod kam es nach dieser Theorie, die über 1.500 Jahre lang die abendländische Medizin beherrschte, wenn mit zunehmendem Alter die einem Menschen innewohnende Feuchtigkeit sowie die „Lebenswärme" aufgebraucht waren. Austrocknung und Kälte sollten allerdings durch einen Ausgleich von außen in begrenzter Weise beeinflusst werden können, wie das beispielsweise der alte Reim „Ofen, Bett und Kanne ist gut dem alten Manne" verdeutlicht. Hier stand nicht nur Kanne (Wein), sondern auch Bett (Schlaf) für Feuchtigkeitszufuhr.

Bei den im Volk verbreiteten Ratschlägen medizinischer Art, auf die in den nachfolgenden 20 Kapiteln immer wieder zurückgegriffen wird, stand also die alte Schulmedizin ebenfalls oft Pate. Diese mündlich weitergegebenen Tipps erscheinen hier meist in originalem Gewand, also auf Bairisch. Sie sind *kursiv* gesetzt und werden fast durchweg mit einer Übertragung ins Hochdeutsche versehen.

Da zur Dialektverschriftung keine verbindlichen Regeln vorliegen, wird der Einfachheit halber auf eine phonetische Umschreibung wie auch auf spezielle Akzentzeichen oder dergleichen verzichtet.

Eine gewisse Einheitlichkeit bei der Wiedergabe des Bairischen, das bekanntlich ein Dialekt des zum Standarddeutschen gewordenen Oberdeutschen ist, wird zwar angestrebt, kann aber allein schon durch die unveränderte Übernahme der Belegstellen aus den Quellen nur bedingt erreicht werden.

Hinweise auf die Verbreitungsgebiete lassen aber erkennen, welche der drei Varianten des Bairischen vorliegt: Nordbairisch (z. B. in der Oberpfalz), Mittelbairisch (z. B. in Nieder- und Oberbayern) oder Südbairisch (z. B. im Werdenfelser Land oder Tirol). Zum Bairischen, das der Linguist Günther Grewendorf erst vor Kurzem als „weltläufige Sprache" bezeichnete, meinte etwa der Landesakademie-Professor Andreas Dominikus Zaupser (1746–1795) im Jahr 1789: „Derb und freymüthig ist die Sprache des Baiern, so wie seine Denkungsart. Er hat inneres Gefühl von Kraft und Stärke, die ihm eigen ist."

Zur Einstufung des Bairischen als eigenständige Sprache fehlt nach Ludwig Zehetner allerdings ein entscheidendes Kriterium: die Reglementierung, zum Beispiel bei der Rechtschreibung.

Was nun die Schreibweisen *Bayer(n) – Baier(n) – bay(e)risch – bairisch* angeht, so wäre dazu Folgendes anzumerken: Wie einst schon mein Leserbrief „Bayrisch ist nicht gleich Bairisch" an die „Mittelbayerische Zeitung" beschrieb, handelt es sich bei „Bairisch" um die sprachwissenschaftliche Bezeichnung für den in „Altbayern" (Oberpfalz, Ober- und Niederbayern) sowie in weiteren Länderregionen gesprochenen Dialekt.

„Bay(e)risch" hingegen leitet sich von Bayern als politischer Einheit her, zu der früher noch die Rheinpfalz gehörte. Heute besteht Bayern aus Altbayern, Franken und Bayerisch-Schwaben. Innerhalb der Grenzen Bayerns gibt es also neben dem Bairischen zwei weitere Dialekte, nämlich das Fränkische und das Schwäbische.

„Bayern" wiederum erhielt seine heutige Schreibweise erst 1825 durch einen Erlass des hellenophilen Königs Ludwig I., der beim Staatsnamen das sogenannte i grec (das griechische i), mithin das Ypsilon, dem einfachen „i" vorzog. Vorher schrieb man meist „Baiern".

Heutzutage bezieht sich, wie erwähnt, „bairisch" auf die Sprache Altbayerns. „Altbayern", insbesondere das des 19. Jahrhunderts, ist auch gemeint, wenn in dieser Publikation von den „alten Bayern" die Rede ist. Auf Franken und Schwaben wird also kaum eingegangen, auf bairische Ausdrücke wie *Achezer, Hätscher, Strauchen, Alisi-Eck, Schlauderaff, Zoigl* oder *Hoanzl* hingegen sehr wohl. Zudem werden u. a. die Bedeutungen von *a gschmalzener Mo, d'Hoiskrankat hobn* oder *Da Kaas is in da Früah a Dorn* erklärt.

Auskunft erhält man darüber hinaus etwa zu folgenden Gesundheitsfragen:

- Wozu brauchte man bei einem Hundebiss den Hubertusschlüssel?
- Aus welchem Grund soll ein Rausch im Monat gesund sein?
- Gehört auf einen Katzenjammer eine frische Maß Bier?

- Was hatte „Wasserscheu" mit der „Wutkrankheit" zu tun?
- Warum galt Walzertanzen als ungesund?
- Was sind bei Alten die drei bösen *Zoacha*?
- Wofür sah man zu Augsburg den Eingang und zu Passau die Hintertür?
- Warum sollte man im Maien nicht freien?
- Was hat es mit *Weibersterbn is koa Verderbn* auf sich?
- Fallen Bierrauschige in eine andere Richtung als Weinrauschige?
- Was war der sogenannte „bayerische Aderlaß"?
- Was soll verhindert werden, wenn man an drei *Platterte* denkt?
- Warum hatte ein Schalk *a dicke Lebern*?
- Wogegen sollte die Hirnschale der Hl. Anastasia helfen?
- Welche Kräuter kämen am ehesten in Frage, um dem Tod zu trotzen?
- Wieso war das Aderlassen am 1. August verpönt?
- Was sollte hilfreich für Männer, aber tödlich für Frauen sein?

„Obacht geben, länger leben!" vermittelt also, insbesondere mit den einschlägigen Aussagen des bairischen Volksmunds, eine plastische Vorstellung vom (ländlichen) Gesundheitswesen im alten Bayern und damit zugleich einen aufschlussreichen Einblick in die damaligen Lebensumstände.

SOCHER & POCHER

Wenn einer dauernd über Wehwehchen und Beschwerden klagt, dann bedeutet das nach Ansicht der alten Bayern nicht unbedingt, dass so jemand früh stirbt: *Der Achezer überlebt den Krachezer.*

Hier steckt die noch heute übliche Zwillingsformel „mit Ach und Krach" dahinter, die früher so viel wie „unter Seufzen und Wehklagen" bedeutete. „Ach!" war primär ein Ausruf des Schmerzes, der früher in Bayern *Acherl!* lautete. Das bestätigt der königlich baierische Appellations-Gerichtsrat Johann von Delling (1764–1838) in seinem „Baierischen Idiotikon" aus dem Jahr 1820, in dem er „Acherl" definiert als „Ausruf eines Menschen, der große körperliche Schmerzen leidet, z. B. an einer Wunde".

Zum hochdeutschen „Ach" gehört nun das alte Verb „achen" (vgl. engl. „ache" bzw. dt. „ächzen"), welches im Bairischen als *achezen* bzw. *achatzen* erscheint, was Delling definiert als „seufzen, vom Schmerz erpreßte Seufzer von sich hören lassen". Zu den bairischen Formen heißt es in einem früheren „Idiotikon", verfasst von Andreas Zaupser im Jahr 1789: „Der Baier liebt das z. Er spricht *gaumezen* für gähnen, *garazen* für knarren, *gagazen* für gachsen, *starzen* für starren. Immer das Intensivum. Er will alles stark ausdrücken."

Anders formuliert, könnte man sagen, die (mittelhochdeutschen) Endungen -itzen, -etzen und -atzen betonen im Bairischen etwas Wiederkehrendes. So führt Hans Kratzer in seinem Büchlein „Ausgesprochen Bairisch" beim Eintrag „himatzen" (wetterleuchten) folgendes Beispiel an: „Wo es hiamatzt, wird es bald achatzn, also donnern. Eigentlich achatzt ein Mensch, wenn er ächzt und stöhnt, aber für die alten Bauern achatzte eben auch ein Gewitter."

Mit den „alten Bauern" waren die Landleute von früher gemeint. Die nannten oft einen der ihren, wenn er tatsächlich alt und gebrechlich war, *Krachezer*. Das wiederum ist natürlich die bairische Form von „Kracher". Offenbar diente hier das symptomatische Krachen der altersschwachen Knochen zur Bezeichnung von Alten schlechthin. Das Geräusch verglich man nun im alten Bayern gerne mit dem Laut, den ein Wagenrad macht, wenn es sich um eine ungeschmierte Achse dreht. Dieses Knarren bezeichnete man mit dem eben erwähnten *garatzen* bzw. mit *gnarzn*. Im übertragenen Sinne nannte man deshalb einen stetig jammernden Menschen *Garatzer* und bezog die Feststellung *Oide Karrn gnarzn gean* (Alte Karren knarren gern) auch auf alte Leute.

Statt von „knarren" oder „krachen" spricht man bei altersschwachen Knochen typischerweise auch von „knacken". Im Hochdeutschen hat man daher den früher allgemein gebräuchlichen Ausdruck „alter Kracher" fast überall durch „alter Knacker" ersetzt.

Was nun den eingangs angeführten bairischen Reim betrifft, so besagt dieser ja, dass der ständig Wehklagende (*Achezer*), der sich womöglich nur *haudi* bzw. *marodi* (unwohl) fühlt, länger lebt als es den Anschein hat – jedenfalls meist länger als ein *Krachezer,* ein alter Mann mit morschen Gliedern.

In Bayern, wie auch in Schwaben, gab es nun zu *Der Achezer überlebt den Krachezer* einen inhaltlich ähnlichen Reim: *Der Socher überlebt den Pocher.* Dieser ist in Andreas Schmellers „Bayerischem Wörterbuch" explizit als „Sprichwort" ausgewiesen. Unter einem *Pocher* verstand man einen Prahlhans; in dem Fall einen, der sich auf seine gute Gesundheit zu viel einbildete und sie im Vertrauen darauf gern aufs Spiel setzte. Und ein *Socher* war ein ständig kränkelnder Mensch, mithin einem *Achezer* nicht unähnlich.

Er litt demnach am *Socha,* das in Michael Pertlers faszinierendem Erinnerungsbuch „Am Sonnenwald daheim" versehentlich als *Soacha* erscheint. Dort wird etwa die Geschichte vom Schneider-Thomerl aus dem Bayerischen Wald erzählt. Der hatte eine Wallfahrt zum Taferlbaum gemacht, einer mächtigen Tanne, an der ein Bildnis der Armen Seelen im Fegfeuer angebracht war. Danach geschah Folgendes: „Nachdem da Schneida vom Gang zum Taferlbaam hoam kemma gwen is, hat er 's Soacha (das Kränkeln) angfangt und is von da an nimma recht gsund worn" (Nachdem der Schneider vom Gang zum Taferlbaum heim gekommen war, hat er das Kränkeln angefangen und ist von da an nie mehr recht gesund geworden).

Der Hinweis in Klammern, dass hier „Soacha" mit Kränkeln gleichzusetzen sei, stammt also von Pertler selbst. Damit steht zweifelsfrei fest, dass hier nicht *Soacha*, sondern *Socha* gemeint war. Das *Sochen* bzw. *Sochä* wird bei Schmeller mit „das Siechthuem, die Kränklichkeit" erklärt. *Socher* bzw. *Sochen* leitet sich denn auch von „siechen" her. So bedeutete früher im Bairischen *siech* (vgl. engl. „sick") so viel wie „an einer langwierigen Krankheit laborierend" und *bettsiech* war ein Synonym für „bettlägerig" bzw. *liegerhaftig*.

Soacha hingegen kommt etymologisch von „seichen", das heißt, Wasser lassen, urinieren. Daher nannte man in Bayern eine spezielle Rübenart, die eine harntreibende Wirkung hatte, *Soachruam* und den Löwenzahn als Heilpflanze *Soachbleame*. Mit *Soacha* bezeichnet man zudem eine Spielkarte beim Watten, und zwar die Eichel-Sieben.

In der Oberpfalz heißt es statt *soacha* (mittelbairisch) im Sinne von „pissen" meist *soicha* (nordbairisch). Und ein Bursche auf dem Land, der in dem Zusammenhang vor hochmütiger Einbildung strotzte und sich vor seinesgleichen „protzert" aufführte, durfte sich als *Hochsaicha* titulieren lassen.

Ausdrücke wie *Soacha*, *Soicha* oder *Saicha* sollten indes nicht mit der *Seich* verwechselt werden. Das ist die bairische Form von „Seuche", ein Wort, das herkunftsmäßig wiederum zur Familie von „siech" gehört. Zur *Seich* findet sich zum Beispiel in den Kindheitserinnerungen von Josef Höschl, einst bekannt als „Zisch Sepp von Finsing", folgender Passus über eine Viehseuche: „Amoi war bei uns d'Seich im Stoi. So san zwoa Küah draufganga" (Einmal war bei uns die Seuche im Stall. So sind zwei Kühe verendet).

Vom *Socher* nun zum *Pocher*. Das ist bekanntlich einer, der sich hier seiner Gesundheit rühmt. Will er die bewahren, sollte er stets Vorsicht walten lassen: *Obacht gem, länga lem!* (Acht geben, länger leben!) bzw. *Leiwa viagschaud wei nougschaud* (Lieber vorgeschaut als nachgeschaut).

Für ihn gilt also, nichts zu überstürzen: *Der Ganzgschwind leicht sich d'Händ verbrinnt* (Der Eilige verbrennt sich leicht die Hände) bzw. *Allzu gschwind bricht sich leicht ein' Fuß.*

Schlimmere Folgen konnte es haben, wenn man gefährlichen Situationen nicht aus dem Weg ging. Daher der Rat: *Weit vom Schuss gibt alte Soldatn* bzw. *Weit davon ist gut vor'm Schuss.* Eine erweiterte Fassung war einst: *Weit davon ist die probateste Passauer Kunst, dass einen keine Kugel trifft.* Man empfahl also, der Passauer Kunst nicht blindlings zu vertrauen. Am besten wäre es demnach, auf Nummer sicher zu gehen, indem man sich fern von Gefahrenherden hielt, in denen man nicht nur die Gesundheit, sondern auch Leib und Leben verlieren konnte.

Unter der „Passauer Kunst" verstand man vom 17. bis zum 19. Jahrhundert eine in der niederbayerischen Dreiflüssestadt Passau aufgekommene vermeintliche Unverwundbarkeit. Die besonders bei Soldaten beliebten und mit magischen Zeichen und Worten beschriebenen „Passauer Zettel" sollten einen nämlich „hieb- und stichfest" machen.

Ein auf seine Gesundheit bedachter Pocher sollte zudem Maß in allen Dingen halten: *Zviel is ungsund, und wann's lauter Medizin waar* (Zuviel ist ungesund und wenn es lauter Medizin wäre). So berichtet etwa die „Bayerische Landbötin" im Jahr 1835 von folgender Grabinschrift: „Ich war gesund und wollte noch gesünder werden. Und durch die viele Medizin kam ich in kühle Erden." In der Oberpfalz drückt man das noch allgemeiner aus: *Wos z' vil is, is ungsund* (Was zuviel ist, ist ungesund).

Das kann natürlich auch Überanstrengung sein: *Übaladn – tuat schadn* bzw. *Zu viel Fleiß und Unfleiß Fällt auf'm Eis.* Während man im Falle einer gesundheitsschädlichen Überarbeitung in Bayern bezeichnenderweise die Metapher mit dem Eis bemühte, drückte man das anderswo zum Beispiel so aus: „Doppelt Werk bracht Meister Klein zeitig in die Grube 'nein" oder „Immer dran, verderbt Ross und Mann." Und im „Poetischen Medicus" von 1730 ist zu lesen: „Wer stets arbeitet und nicht ruht Stirbet noch bey jungem Blut".

Das bezog sich jedoch ebenso auf den, der dem „Unfleiß" frönte und „am Faulfieber laborierte". Solch einen Müßiggänger und Faulenzer nannte man einst in Bayern auch „Pflastertreter". Diesen Personen galten die volksläufigen Warnungen: *A faale Sau daschloipft si af oi Mal* (Eine faule Sau schleppt sich auf einmal zu Tode) und *A faule Magd trogt se liaber auf oamoi tot, als daß s' zwoamoi geht* (Eine faule Magd trägt sich lieber auf einmal tot, als dass sie zweimal geht). Im Hochdeutschen lautet die Erkenntnis: „Der Faule trägt, der Fleißige läuft sich zu Tode". Gemeint ist damit, dass sich ein fauler Mensch zu viel auflädt, um sich Gänge zu sparen, der Fleißige hingegen zu viele Gänge macht. Beides ist der Gesundheit bzw. einem langen Leben abträglich.

Letzteres gilt auch, wenn man Gewohnheiten ändert oder gar aufgibt: *Die Gwohn is a eiserne Pfoad* (Die Gewohnheit ist ein eisernes Hemd). Schon der berühmteste Redner der römischen Antike, Marcus Tullius Cicero (106 v. Chr.–43 v. Chr.), setzte die Gewohnheit mit einer zweiten Natur gleich. In seinem philosophischen Werk „De finibus bonorum et malorum" („Über das höchste Gut und das größte Übel", dt. Titel auch: „Über die Ziele menschlichen Handelns") heißt es im fünften Band „Consuetudo quasi altera natura" (Gewohnheit ist gleichsam eine zweite Natur). Das Zitat ist im Lateinischen (oft ohne das „quasi") zu einem geflügelten Wort geworden, welches gewiss für die deutschen Sprichwörter „Alte Gewohnheit soll man nicht brechen" bzw. „Wer seine Gewohnheit bricht, der beleidigt seine Gesundheit" wie auch für seine bairischen Ableger als Vorbild gedient hat.

Zum bairischen Ausdruck *Pfoad* schreibt der Tölzer Arzt und Volkskundler Dr. Max Höfler (1848–1914): „Das Hemd, das hierzulande vom Bauern [...] ‚Pfaid' (Pfoad) genannt wird, hieß bei den Gothen ‚paid', im Griechischen ‚baite' und diese Bezeichnungen bedeuteten alle ursprünglich ‚Fellbekleidung der Hirten'." War im alten Bayern aber von einer besonderen Gewohnheit die Rede, dann sprach man meist von einer *angenommenen Weis.*

Schon 1776 nahm der Straubinger Stadtmedikus Franz Joseph Oswald (1740–1807, ab 1785 Edler von Oswald) zu dem Spruch Stellung: „Es ist nicht zu glauben, was die Gewohnheit vermöge! Laufen nicht die Bauernkindr [sic] schlecht bedecket in den Hemdern und ohne Strümpfe bey Winterszeit öfters auf dem Schnee frisch, lustig und gesund herum? Es hat nicht ohne Ursache in der Medicinwissenschaft jenes Sprichwort, daß die Gewohnheit die zweyte Natur sey, so großen Beyfall erhalten."

Ist man also Kälte gewohnt, dann vermag sie einem auch weniger zu schaden, sondern trägt vielmehr zur Abhärtung bei. Ein *Pocher* dürfte sich allerdings ohnehin keiner allzu strengen Kälte aussetzen, um letztlich nicht etwa auch ein *Socher* zu werden.

ÄRZTE & KRANKE

Anzeichen für eine gute Verdauung und damit für Abwesenheit einer Krankheit sind angeblich Fürze: *Wea guat foazt, braucht koan Oazt!* (Wer gut furzt, braucht keinen Arzt!). Das unterstreicht die banale und bekanntere Variante *Wenns Arscherl brummt, ists Herzerl gsund.* Auch die Version *Is am Esl sauwohl, na furzt a* (Ist dem Esel sauwohl, dann furzt er) ist meist auf Menschen gemünzt.

In der Tat lässt ein *pumperlgsunder* Mensch jeden Tag im Durchschnitt etwa 15-mal „einen streichen". In Bayern sagt(e) man dazu: *an Schoas toa.* Den Vorgang bezeichnete schon die „Schola Salernitana" im 12. Jahrhundert als „res saluberissima", mithin als überaus gesunde Sache. Das bringen auch deutsche Sprichwörter wie „Doktor Furz hilft den Armen" bzw. „Jeder Furz macht dem Doktor sechs Batzen Schaden" zum Ausdruck. Sie besagen, dass eine abgehende Blähung gesund ist, nichts kostet und man sich sogar noch mögliche Arztkosten spart („Batzen" war eine bis 1760 auch in Bayern gebräuchliche Münzeinheit). Letzteres illustriert zudem folgendes Sagwort: „Wieder den Doktor um vier Groschen gebracht, sagte der Bauer, als er einen streichen ließ".

Ein alter Reim fasst denn auch zusammen, was einen Arzt entbehrlich machte: „Wer wohl schläft, pisst, kopt und furzt, bedarf weder Arzt noch Wurz". Hier steht „kopen" für rülpsen und „Wurz" für Heilkraut.

Als Anzeichen für Gesundheit deutete der Volksmund also Darmwinde. Die können nun nach dem Genuss bestimmter Nahrungsmittel gehäuft auftreten: *Eabsn, Bohna, Linsn lassn's Oaschal grinsn* (Erbsen, Bohnen, Linsen lassen das Ärschlein grinsen). Diese nährstoffreichen Hülsenfrüchte, die bei der Verdauung leicht Gärungsgase verursachen, fanden übrigens im alten Bayern, wo man sie *Schmalsaat* nannte, erst im 19. Jahrhundert allmählich Verbreitung.

Erbsen zog man dabei auch noch für sprachlich-medizinische Metaphern heran. So hieß es beispielsweise bei einem Menschen mit pockennarbigem Gesicht: *Af'n Groupadn san Gsiht haod dar Deufl Oarwas droschn* (Auf dem Gesicht eines Pockennarbigen hat der Teufel Erbsen gedroschen) bzw. *Der Teufel hat auf ihm Arbes drosche* (Der Teufel hat auf ihm Erbsen gedroschen). Solch eine bedauernswerte Person bezeichneten die alten Bayern ungeniert als *a düpfelta Tanzboden* (ein gedupfter, das heißt, gesprenkelter Tanzboden). Zaupser erklärt, wie dieser Ausdruck für einen „pockengrübigen" Menschen zustande kam: „Weil die Bauersleute eiserne Nägel an den Schuhen tragen, so wird der Tanzboden dadurch voll kleiner Gruben; daher das Gleichnis mit den Pockengruben."

Die Pocken sind bekanntlich inzwischen gänzlich verschwunden: die einzige Infektionskrankheit, bei der dies bisher geglückt ist. Bei der Einführung der Pockenschutzimpfungen in Bayern spielte übrigens der gebürtige Niederbayer Dr. Johann Evangelist Wetzler (1774–1853) eine führende Rolle.

Nahmen Blähungen hingegen nun krankhafte Ausmaße an, so war ein Arzt keineswegs erste Wahl: *Hast du den Wind, so hilft Maria mit dem Kind.* Hier sollte also das Beten zur Jungfrau Maria mit dem Jesuskind helfen. Der oberpfälzische Reim hat sich wohl auf ein entsprechendes Bild oder eine Statue in einer bestimmten Kirche bezogen.

Die vielzitierte Auffassung, dass das Herzerl gesund ist, wenn das Arscherl brummt, teilten indes nicht alle. Denn, so die Oberbayern, *Wer red' scho mi'm Arsch, wann's Herz gsund is* (Wer redet schon mit dem Arsch, wenn das Herz gesund ist).

Wer allerdings Fürze tatsächlich für Gesundheit anzeigende Symptome hielt, dem musste dann wohl deren längeres Ausbleiben Sorgen bereiten. „Brummte" es also nicht, wäre demnach eigentlich ein Gang zum Doktor angebracht gewesen. Davor aber schreckten die alten Bayern zurück. So findet sich etwa 1776 in einem zu jener Zeit recht populären Werk über medizinische Vorurteile im Bayerland, verfasst vom Straubinger Stadtphysikus und kurbaierischen Hofmedikus Oswald, dieses (leicht modernisierte) Gedicht:

„So geht es in der Medizin, wann sich der Kranke klaget,
Meinst du, dass ihn die Hoffnung hin zum rechten Arzte traget?
Ach nein! Es hat die erst Instanz der Schmierer, Scherer, Kratzer,
Das alte Weib, der Prahlerhans, der Lügner und der Schwatzer,
Schiebt der den Karren in den Kot, der Kranke will marschieren,
So wird man in der letzten Not zum Doktor appellieren."

Ein Arzt wurde also nur in allerhöchster Not gerufen. Meist galt auf dem Lande, wie man es in der Oberpfalz ausdrückte: *Wos vo sölwa kumma is, mou aa vo sölwa wieda gei* (Was von selbst gekommen ist, muss auch von selbst wieder gehen). Daher hoffte man, eine Krankheit ohne Medizin zu überstehen, was man *a Krankheit überboatzen* nannte. Bei Andreas Schmeller heißt es denn auch zum Überbaizen einer Krankheit: „sie überstehen oder vielmehr überwinden, ohne den Arzt zu brauchen, (was auf dem Lande häufigst der Fall ist)." Überbaizen ist hier also im Sinne von „(den Schmerz etc.) verbeißen" zu verstehen. Demgemäß berichtet etwa 1861 der Generalmajor, Maler und Autor Heinrich Reder (1824–1909; seit 1871 von Reder), dass im Bayerischen Wald fast alle „leben und sterben, ohne einen Arzt an ihrem Bette gesehn zu haben."

Im Übrigen glaubten viele ohnehin, Krankheiten seien von Gott gesandt und da könne man höchstens durch Gebete etwas ausrichten. Nicht von ungefähr bezeichnete man in Bayern noch zu Anfang des 19. Jahrhunderts eine schwere Krankheit oft als „Gewalt Gottes". Wurde einer ernsthaft krank, so hieß es: *Die G'walt Gottes hat ihn troffen.*

Bemühte man sich aber ausnahmsweise doch zum Arzt, so brachte man diesem wenig Vertrauen entgegen. Noch Ende des 18. Jahrhunderts ließen Erkrankte in der Tradition der mittelalterlichen „Brunnschau" oft eine Harnprobe zum Doktor bringen. Fragte der, was dem Kranken fehle, antwortete der Überbringer nicht selten: „Ihr werdet es schon aus dem Harne sehen!"

Rund hundert Jahre später berichtet der Heimatschriftsteller und Geistliche Josef Schlicht (1832–1917) aus Niederbayern:

„Ist nun dem Bayer nicht mehr, wie ihm sein sollte, so erklärt er sich für krank und läßt sich seine Leibspeise, Saufleisch oder Eierschmalz, richten: dies ist das erste Hausmittel. Gibt sich auf das der Wehtum nicht und wissen auch der Hüter, Grobschmied, Schinder, Kuhtreiber, Hadernsammler und Bader keinen rechten Bescheid mehr, so wird Familienrat gehalten und jemand muß um den Doktor fahren. Die eigentliche ärztliche Wissenschaft ist dem Bauer ein spanisches Dorf.“

So hielten denn die skeptischen Bauern bei *Wehtum* bzw. *Wehdam* (schmerzhafte Erkrankung) eine ärztliche Behandlung mehr oder weniger für eine Glückssache. Je gründlicher die Untersuchung, desto unwissender erschien ihnen der Untersuchende. Wurde das Leiden aber danach gelindert, hieß es bezeichnenderweise: *Da Dokta*

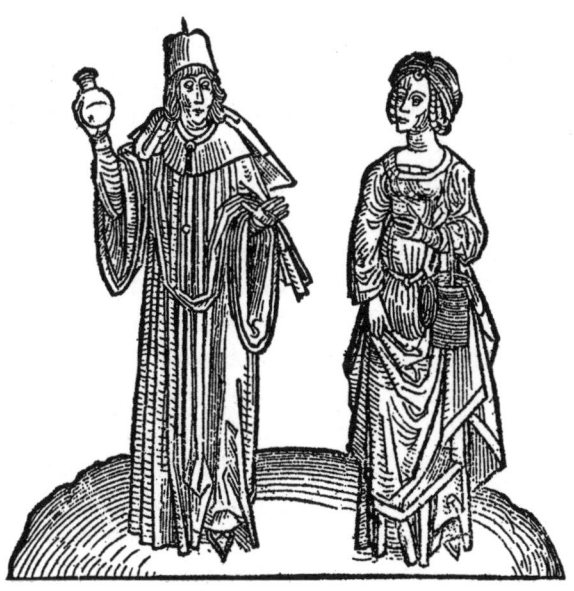

Der Urin bestimmte die Medizin: Harnbeschauender Arzt im 15. Jahrhundert *hat mi darat'n!* Der Doktor hatte also Glück gehabt und die Krankheit „erraten".

Da die Patienten also alles andere als auskunftswillig waren, kam der Arzt oft um ein Ratespiel nicht herum. So beklagte sich 1821 der bairische Hofrat Johann Nepomuk Feiler (1771–1822), ein gebürtiger Passauer, der ab 1809 an der königlichen Universität Landshut als Medizinprofessor wirkte, über das gemeine Volk in der Landshuter Gegend: „Es ist die Art des Pöbels, dem Arzt gerad das zu verheimlichen, was er zuvörderst wissen sollte [...] aber nirgend ist diese schändliche Unart in einem ausgezeichneteren Grad zu finden, als in der Gegend, in der ich jetzt lebe. Man stirbt; Niemand sagt aber, was geschehen ist, und das durchgehends."

Besonders wenig Vertrauen brachte man jungen Ärzten entgegen: *Ein junger Doktor, ein neuer Friedhof.* Hier, so der Glaube, fehlte es vor allem an Berufserfahrung. „Friedhof" ist übrigens eine volksetymologische Umdeutung. Das Wort hat eigentlich nichts mit „Friede" zu tun, sondern fußt auf dem mittelhochdeutschen „Frithof". Das war die Bezeichnung für einen „gefreiten, eingehegten Platz vor einem Gebäude". Die Bayerwäldler, so Michael Pertler, bezeichneten denn auch den Gottesacker noch im 20. Jahrhundert als Freithof: *Jatz liegns drent im Freithof* (Jetzt liegen sie drüben im Friedhof). Das Synonym „Kirchhof" findet sich zum Beispiel in einer überregionalen Variante: „Ein junger Doktor muss haben – einen neuen Kirchhof zum Begraben".

Der Assoziation mit „Kirchhof" begegnet man zudem in einem anderen deutschen Sprichwort: „Drei Ärzte bei einem Kranken, da kann sich der Kirchhof bedanken". In Bayern gab es dazu einen ähnlichen Spruch, der auf die Unfähigkeit der Mediziner abzielte: *Viel Dokter, viel Narren.* Dazu meinte Johann von Delling im Jahr 1820: „Wenn man über einen Gegenstand viele Menschen um Rath fragt: so hört man von einem jeden eine andere Meinung; und am Ende ist man dennoch um nichts klüger geworden."

Klug ist es jedoch, so der Volksmund, seinen Arzt nicht zum Erben zu machen, da das lebensverkürzend wirken könne. In Bayern hieß es hier natürlich „gescheit" statt „klug": *Der Kranke ist nicht gescheid [sic], der seinen Arzt zum Erben einsetzt.* Die Warnung kursierte im gesamten deutschen Sprachraum in vielerlei Formen. Drei gereimte waren: „Wer den Arzt sich setzt zum Erben, der muss ohne Gnade sterben", „Wer den Doktor setzt zum Erben, hat viel Lust zu sterben" oder „Wer den Arzt zum Erben setzt, hat das Leben schlecht geschätzt". Schon 1730 hieß es im „Poetischen Medicus": „Soll dein Gut dein Doctor erben / So mach dich bereit zum Sterben."

Wenig Wertschätzung wird der Ärzteschaft auch im folgenden Spruch entgegengebracht: *A Housdn dauad zwoa Wochn wenns'd zum Doggda geisd, wenn niad, vierzea Dooch* (Wenn du zum Doktor gehst, dauert ein Husten zwei Wochen, wenn nicht, 14 Tage). Damit brachte der oberpfälzische Volksmund zum Ausdruck, dass die Dauer eines Hustens bzw. einer Erkältung selbst von einem Arzt nicht verkürzt werden kann und die Genesung entsprechend lange auf sich warten lässt. Im Hochdeutschen gibt es eine ähnliche Variante: „Eine Erkältung dauert zwei Wochen, mit Arzt nur 14 Tage". Danach war der Erkrankte normalerweise wieder kreuzfidel oder, wie die alten Bayern zu sagen pflegten, *kreuzwohlauf.*

Überhaupt erwiderten einst Hustende mitfühlende Bemerkungen anderer mit einem lakonischen *Wer lang houschd wird old* (Wer lange hustet, wird alt). In der Oberpfalz wurde die hintersinnige Aussage sogar noch etwas erweitert: *Dou di niad oo, wea lang housd, läbd lang* (Sorge dich nicht, wer lange hustet, lebt lang). Dort kursierte eine weitere Version: *Wer lang beckld wird old.* Allerdings kann ständiges Hüsteln auf innere Erkrankungen hinweisen und somit die aufgestellte Behauptung vom langen Leben ad absurdum führen. So brachte *beckln* – ebenso wie das gemeinbairische *krigeln* – zugleich das charakteristische Hüsteln von Lungenkranken zum Ausdruck. Hochdeutsche Sprichwörter wie etwa „Hüsteln ist schlimmer als Husten" bzw. „Ein trockener Husten ist des Todes Trompeter" weisen ausdrücklich darauf hin, dass hier die Schwindsucht, also die Tuberkulose, Einzug gehalten haben könnte. Im Bairischen sprach man übrigens bei einem trockenen Husten von einer (!) *speren Husten.*

Ein gewöhnlicher Husten bereitete dem Landvolk aber weitaus weniger Probleme als ein anderes Übel, zumal dieses oft mit starken Schmerzen verbunden war und es an wirksamen Gegenmitteln mangelte: *Fürs Kopfweh hilft koa Füaßsalbn* (Für das Kopfweh hilft keine Fußsalbe) bzw. *Es hülft keine Kron für das Kopfwehe.* Der zweite Spruch findet sich in Thomas Mayers „Baiersche Sprichwörter" aus dem Jahr 1812. Er besagt zugleich, dass bei „Hauptweh" – wie es in einer überregionalen Version heißt – selbst gekrönte Häupter machtlos seien.

Allerdings, so glaubte man Ende des 19. Jahrhunderts in einigen Gegenden Bayerns und Österreichs, könnten in diesem Fall eiserne Reifen helfen, die man sich während einer Messe in den Wolfgangs-Kapellen auf den Kopf zu setzen pflegte.

Von den Heiligen sollte neben St. Wolfgang auch St. Anastasia Abhilfe schaffen. Einerseits durch Bittgebete, wie sie auf den sogenannten Anastasiazetteln zu finden waren, andererseits durch ihre Hirnschale, von der – der Überlieferung nach – ein Teil in den Besitz des Klosters Benediktbeuern gelangt war. Die Reliquie ließ der bayerische Kurfürst Ferdinand Maria im Jahr 1676 nach München bringen, um sie seiner erkrankten Frau Henriette Adelaide auf den Kopf legen zu lassen. Die Kurfürstin erlag dennoch wenig später im Alter von 39 Jahren ihrem Leiden. In Benediktbeuern aber, so Marie Andree-Eysn, wurde die Reliquie noch im Jahr 1910 „Kopfleidenden auf das Haupt gesetzt [...], um sie so zu heilen."

Die wohl am häufigsten angewandte Methode gegen Kopfleiden war indes in deutschen Landen bis ins späte 19. Jahrhundert hinein das als heilkräftig geltende „Messen" bzw. „Abmessen" oder „Wenden" bzw. „Abwenden". Dieses Verfahren war auch in Niederbayern, etwa in Abensberg, Bogen oder Passau bzw. im Bayerischen Wald, sehr beliebt. Litt dort jemand an schmerzhaftem Kopfweh, *Hauptscheid* genannt, so musste er oft folgende Prozedur über sich ergehen lassen: Eine weise, kundige Frau vermaß mit einem roten Band den Kopf des Patienten kreuz und quer und stellte danach fest, dass der Kopf „das rechte Maß" nicht hatte. Alsdann wurden drei Wachskerzen (weiß, rot, grün) angezündet. Sie hatten angeblich die Länge, um welche das Maß unrichtig war. Beim Verbrennen sprach man Gebete oder Beschwörungsformeln wie *Hauptscheid leg dich hinter die Ohren, wie das Tor an den Stadel* etc. und drückte dabei den Kopf des oder der Leidenden fest zusammen. Man glaubte nämlich, dass beim *Hauptscheid* sich die Schädelplatten voneinander scheiden würden bzw. aus den Fugen geraten waren. Migränekranke hatten ja auch schon seinerzeit das Gefühl, als ginge ihnen „oben der Kopf auseinander". Die Prozedur endete denn auch mit einem straffen Verbinden des Kopfs und man hoffte, ihn dadurch wieder auf Normalmaß gebracht und das Übel beseitigt zu haben.

In Oberbayern kursierte bei Kopfweh zudem dieser plakative Rat: *Das Loröl legt den Hirnschmerz*, der bis auf das 16. Jahrhundert zurückgeht. Da das aus den Blättern des Lorbeerbaums gewonnene Öl aber nicht hielt, was es versprach, ist die Empfehlung längst obsolet. Lorbeer- bzw. Loröl brachten allerdings „welsche Hausierer", also wohl fahrende Händler aus Italien, noch Ende des 19. Jahrhunderts nach Bayern.

Doch nicht nur gegen *Hauptscheid* bzw. *Hirnschmerz* glaubte man, sich helfen zu können. Bei Unterleibsschmerzen etwa ist es Anfang des 19. Jahrhunderts in Niederbayern noch üblich gewesen, ein erwärmtes Glas wie eine Art Schröpfkopf am Nabel aufzusetzen und so den Nabel wieder „zurückzubringen". Man glaubte nämlich weithin, solche Schmerzen bzw. ein Bauchweh kämen vom *Nabelausparzen* (Herausdrücken des Nabels).

Ansonsten sprach man im Bairischen bei einem körperlichen Schmerz bekanntlich von *Wehdam*, dem in der Oberpfalz der Mundartausdruck *Wejding/Wehding* entspricht. Dort hat(te) man übrigens zur Überwindung kleinerer Unpässlichkeiten folgenden Trost parat: *Wiad scho wieda wean, sagt d'Frau Kean, mit da Frau Koan is ja aa wieda woan* (Wird schon wieder werden, sagt die Frau Kern, mit der Frau Korn ist es ja auch wieder geworden). Die oberbayerische Variante lautet: *Wird scho wieder wer'n, sagt die Mutter Bern, bei der Mutter Born, is 's aa wieder worn.*

In der Oberpfalz kursierte überdies ein sprachlich-ironischer Rat, den Kopf nicht hängen zu lassen: *Am Danaschda wiads anaschda* (Am Donnerstag wird es anders). Das heißt, in ein paar Tagen sieht die Welt schon wieder anders aus. Im Übrigen meinten die Oberpfälzer bei Krankheiten oder Verletzungen sowieso: *A Gscheider halts aas und umman anan is niad schod* (Ein richtiger Kerl hält es aus und um einen anderen ist es nicht schade). Auch hier stimmen die Oberbayern zu: *A Guada hoids aus und um an Schlechtn is ned schad* (Ein Guter hält es aus und um einen Schlechten ist's nicht schad). Und Krankheiten muss man ja ohnehin in fatalistischer Weise hinnehmen: *Nachbarn und Krankheitn ko ma se net aussuachn* (Nachbarn und Krankheiten kann man sich nicht aussuchen). Aussuchen konnte man sich einst auch selten den Arzt. Da blieb dann meist nur der Gang zum Bader.

BICK & BADER

Eine eminent wichtige Rolle, sowohl bei der Prophylaxe wie auch bei der Therapie, spielte ehedem der Aderlass. Dazu heißt es in einem alten Vierzeiler aus der Oberpfalz, der in mancherlei Varianten in ganz Bayern und darüber hinaus populär war: *An ayarstn gmaß, an zwoutn gfraß, an drittn dull und vull, nau daud d'Audarlauß wul* (Am ersten mäßig, am zweiten gefräßig, am dritten toll und voll, dann tut der Aderlass wohl).

Gemeint war damit, dass man sich nach einem Aderlass am ersten Tag schonen und wenig essen solle. Am zweiten Tag aber galt es, sich durch üppige Mahlzeiten zu stärken. In den Klöstern nannte man diese Stärkungsspeise für zur Ader Gelassene „Pitanz". Eine solche bestand meist aus Eiern und verschiedenen Käsesorten. Das Wort für die zusätzliche Nahrungsmittel-Portion kommt vom lateinischen „pietas" (Güte, Milde).

Das Landvolk hingegen, etwa die Bewohner des Lallinger Winkels im Bayerischen Wald, griffen dabei u. a. zu *Eierweckerln* (weiche Semmeln mit einer Kerbe in der Mitte). Am dritten Tag hoffte man, das abgezapfte Blut durch reichhaltigen Trinkgenuss wieder ersetzen zu können. Die Bauern im Lallinger Winkel behalfen sich da natürlich vorzugsweise mit Bier. Den Ausdruck „Winkel" erklärte Heinrich Reder in seinem Reiseführer „Der Bayerwald" übrigens wie folgt: „Dadurch daß die Donau in ihren Krümmungen nicht genau dem Fuße des Gebirges folgt, wie auch durch dessen Einbuchtungen, entstehen größere Flächen, ‚Winkel' genannt, so die Straubinger Ebene, der Graflinger- und Lallingerwinkel, die Bucht bei Wolferszell und bei Oberaltaich, welche sich durch Fruchtbarkeit des Bodens auszeichnen."

In den Klöstern war das bevorzugte Getränk nach einem Aderlass der angeblich bluterzeugende Wein. So soll etwa der Freisinger Bischof Otto II. im 12. Jahrhundert den Zehent von einem Weinberg bei Bozen dem Kloster Schäftlarn nur unter der Bedingung überlassen haben, dass den Nonnen bei ihren Aderlässen von eben jenem Weine gereicht werde.

Aus dem 15. Jahrhundert ist dann eine Aderlass-Regel überliefert, bei der es sich möglicherweise um den Ausgangspunkt dieser Drei-Tage-Reime handelt. Darin wird zusätzlich empfohlen, am vierten Tag zu baden und sich am fünften Tag der „Minne" (Liebe) hinzugeben.

Wie kam es aber überhaupt zu einer solchen Prozedur und was suchte man damit zu bezwecken? Praktiziert hat man den Aderlass schon in der Antike. Er war Bestandteil der bereits erwähnten „Humoralpathologie", also der Viersäftetheorie (siehe Einleitung). Mit einem Aderlass glaubte man, das bei einer Krankheit angeblich aus dem Gleichgewicht geratene Verhältnis der Körpersäfte wiederherstellen oder „gestautes" und damit verdorbenes Blut aus dem Körper entfernen zu können.

Um es aber gar nicht erst zu einem Ungleichgewicht bzw. „bösen Säften" oder verstopften Gefäßen und damit zu Krankheiten kommen zu lassen, wandte man den Aderlass auch als regelmäßige

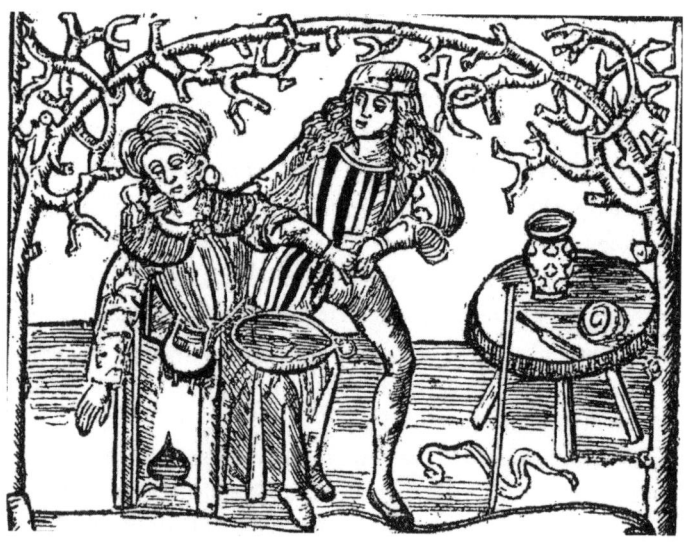

Aderlass an der Ellbogenvene (Holzschnitt um 1500)

Vorbeugemaßnahme an, vor allem in Bayern. Dorthin war diese Prozedur, so der Mediziner Max Höfler, hauptsächlich über die „ärztlichen Schulen zu Salerno und später Padua" gekommen. So lehrte denn die Hochschule zu Salerno, dass durch die Ausleerung schädlicher Säfte mittels Aderlass Gehirn und Gedächtnis gestärkt, Darm und Bauch gereinigt, der Magen beruhigt, die Sinne geschärft und der Schlaf erleichtert werde.

Die allgemeine Beliebtheit dieses den Körper schwächenden Verfahrens, das – übermäßig angewandt – im Laufe der Jahrhunderte unzähligen Menschen das Leben kostete, erklärt sich zudem durch die anschließende Verabreichung von stärkenden Speisen und Getränken wie Fleisch und Wein, die sonst kaum auf dem Speiseplan standen.

Doch auch wer keinen Mangel daran hatte, zelebrierte die Tage nach einem Aderlass als Festtage. So gab es etwa, wie der bayerische Hofrat Dr. Höfler 1888 in Erinnerung rief, am 12. November 1726 für den ganzen bayerischen Hof in München einen Gala-Tag, „weil sich die churfürstl. Durchlaucht Amalie zu dero Schwangerschaft zur Ader ließ'." In dem Fall konnte das Aderlassen der Kurfürstin Maria Amalia – einer kleinen, zierlichen Frau – aber nichts anhaben und im Mai 1727 brachte sie den Thronfolger, den späteren Kurfürsten Maximilian III. Joseph, zur Welt. Ihr Mann, Bayerns Regent Karl Albrecht, schenkte ihr zur Geburt eine Jagdresidenz (Schloss Fürstenried) und ließ ihr zu Ehren dann 1734 die „Amalienburg" im Park von Schloss Nymphenburg bauen.

Ein halbes Jahrhundert später sahen viele das Aderlassen, insbesondere bei Schwangeren, schon kritischer. Das zeigt die Stellungnahme eines glühenden Befürworters aus dem Jahr 1776 zum ramponierten Image dieser Praktik: „Die Geburtshelferinnen sollen [...] nicht ferners auf ihrem unverantwortlichen Irrthume mit dem dummen Volke verharren, daß man durch die Aderläße die Kranken um das Leben bringe: dieses Vorurtheil ist bey dem gemeinen Volke so groß, daß es denjenigen, der die Aderläße anräth, fast versteinigen möchte."

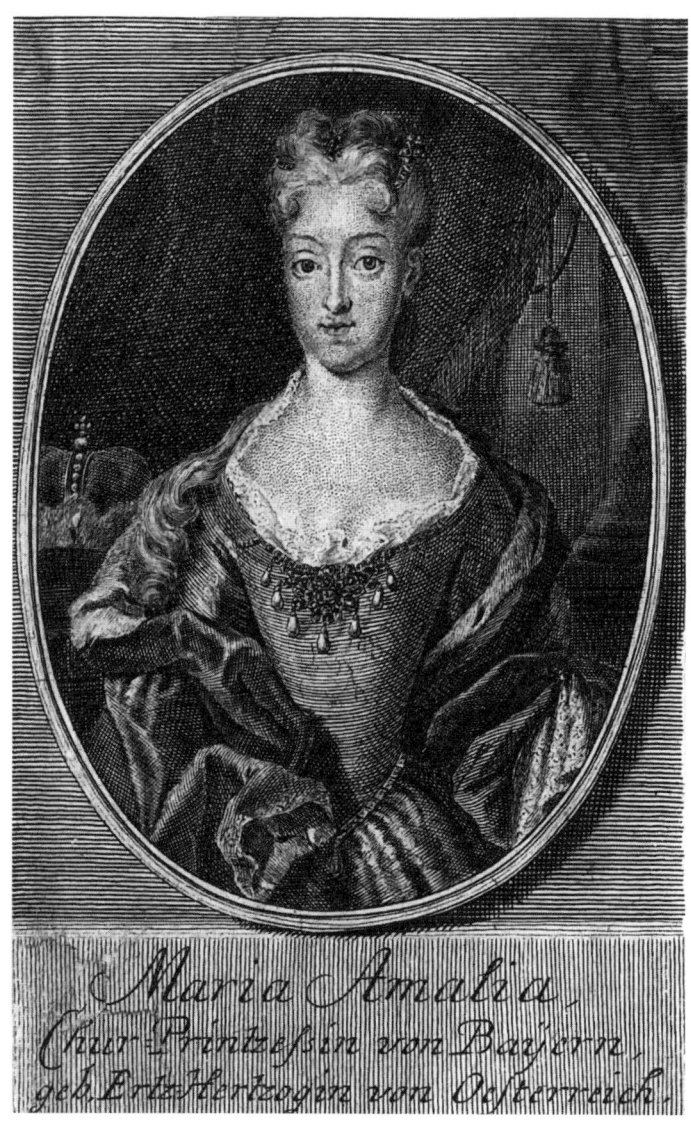

Maria Amalia,
Chur-Printzeßin von Bayern,
geb. Ertzhertzogin von Oesterreich.

Kurfürstin Maria Amalia (1701–1756), die sich während ihrer Schwangerschaft
1726 zur Ader ließ

Die Aussage stammt vom Straubinger Stadtphysikus Franz Joseph Oswald, der ansonsten meist durchaus modern klingende und von praktischer Vernunft und Erfahrung zeugende Empfehlungen gab. Er hielt Aderlässe also noch für das „auserlesenste Mittel" bei vielen Beschwerden wie etwa bei Miserere (Darmgicht bzw. Unterleibsverstopfung) oder goldenem Aderfluss. Mit Letzterem bezeichnete man damals die Hämorrhoiden (bair. *Hämoritten*), für die es auch die verhüllende Umschreibung „Jucken an heimlichen Orten" gab.

Oswald sprach sich sogar für unmittelbar aufeinanderfolgende Aderlässe aus: „Die verabsäumte wiederholte Aderläß [...] hat schon viele tausend das Leben gekostet, welche durch Wiederholung der Aderläß allein hätten können gerettet werden. Ein schreckliches Vorurtheil, daß man sich nur ein oder zweymal in solchen Fällen die Aderläß vorzunehmen getrauet."

Damit stand er in krassem Gegensatz zu seinem Straubinger Arztkollegen Johann Evangelist Wetzler, der 1801 meinte: „Gewiss Millionen Menschen, könnten sie vom Grabe erwachen und reden, würden den Misbrauch [sic] des Aderlassens, der Brech- und Purgirmittel als die einzige Ursache ihres Todes anklagen."

Der heftige Disput zwischen den beiden Ärzten führte dann zu Beginn des 19. Jahrhunderts zum sogenannten Straubinger Ärztestreit, der Wetzler bewog, die Gäubodenstadt zu verlassen und als Medizinalrat nach Ulm zu gehen und dort weiter als Impfpionier bei den Pockenschutzimpfungen zu wirken. 1808 war er durch die Verlegung der Landesdirektion der bayerischen Provinz Schwaben von Ulm nach Augsburg gekommen. Berühmt geworden ist er danach als Balneologe und Badeschriftsteller, dem zum Beispiel auch Kissingen seinen Aufschwung als Bäderort zu verdanken hat.

Im ländlichen Bayern erfreute sich indes der Aderlass weiterhin großer Beliebtheit. So schreibt im Jahr 1860, als der Tod des deutschlandweit berühmten und 1849 wieder nach Straubing zurückgekehrten Wetzler schon sieben Jahre zurücklag, der Leibarzt des

Bayernkönigs Maximilian II., dass die Sitte des Blutlassens als diätetisches Mittel beileibe noch kein Ende gefunden hatte:

> „Dieser Nationalmißbrauch steht in mancher Gegend auf dem Lande noch in voller Blüthe. Am liebsten um Pfingsten oder zur Zeit der Kornröthe, d. h. im Frühherbste, wenn das gesäte Winterkorn aus dem Boden keimt, macht sich der Bauer einen Privatfeiertag, geht zum Bader und läßt sich Blut abnehmen mit der nämlichen Gemüthsruhe, mit der er sich den Bart scheren läßt. Wenn er sehr gewissenhaft ist, so bringt er die Mondsphase zuvor in Rechnung oder sieht auf die Aderlaßtafel, an welchem Tage gut lassen ist. Während der Operation bemerkt der Bader, daß das Blut schwarz, oder heiß, oder dick sei; der Bauer zahlt einen Zwölfer und geht, glücklich ein so beschaffenes Blut los zu sein, und mit dem Bewußtsein, etwas Gutes gethan zu haben; der Bader hat sich zwölf Kreuzer verdient und dazu noch geschätztes Futter für seine Borstenthiere. Die Bäuerinnen mancher Gegend würden es sich als sündhafte Nachläßigkeit anrechnen, wenn sie nicht in jeder Schwangerschaft sich zur Ader lassen würden. So werden in einer gewissen Baderstube Oberbayerns, in der über das Aderlassen Buch geführt wird, [...] jährlich noch immer Zentner meist gesunden Blutes vergossen."

Bei dem Arzt handelte es sich um den gebürtigen Oberpfälzer Joseph Wolfsteiner (1821–1915), der auch an der Münchner Universität als Privatdozent für spezielle Pathologie und Therapie lehrte.

Die von ihm erwähnten Aderlasstafeln gehen übrigens auf ein einschlägiges Regelwerk Galens zurück. So war die Blutentziehung etwa an Sternzeichen oder Mondphasen geknüpft bzw. an bestimmten Tagen angebracht, an anderen eher nicht. Meiden sollte man die „Phlebotomie" unbedingt an drei Tagen: Diejenigen, die an einem dieser Unglückstage zur Ader gelassen wurden, starben nämlich – so ein verbreiteter Aberglaube in Bayern – binnen

Wochenfrist. Die verpönten Tage waren der 1. April (Geburt des Verräters Judas Ischariot), 1. August (Verstoßung des Teufels aus dem Himmel) und der 1. Dezember (Versinken von Sodom und Gomorra). In der Oberpfalz galt dies für Mariä Verkündigung (25. März), Simon und Judi (28. Oktober) und Andreas (30. November).

Als besonders geeignet für den Aderlass hielt man gemäß dem „Kalendarium der oberbayerischen Kultzeiten" – das zum Beispiel noch im Jahr 1887 Beachtung fand – den ersten Freitag im Mai. Vom 2. bis 4. Dezember hingegen war dafür die schlechteste Zeit, da „Zeichen des Krebses und Abgäng d. Mondes".

Im „100jährigen Kalender für das 19. Jahrhundert" – zu dem Höfler 1888 bemerkte: „Für das oberbayerische Volk [...] noch heute die Weisheits-Quelle" – heißt es, dass man sich im Januar, Juli, August und Dezember („Im ganzen Jahr hat der Mensch nicht weniger Geblüt als jetzt") des Aderlassens enthalten, diesen dagegen im Februar, April, Mai, September und Oktober vornehmen sollte. Höfler zitierte in diesem Kontext noch zwei Aderlassregeln aus früheren Zeiten, die sich mit den Empfehlungen im „100jährigen Kalender" decken: „Im Wolfsmonate Oktober, November sollst du schlagen die Hauptader und leg dich nahe zu den Frauen an die Brust, das sichert vor Frost und bringet Lust" bzw. „Im Mai blutlassen ist nicht schade".

Für Oberbayern stellt Höfler aber fest, dass diesen Vorgaben durchaus nicht immer gefolgt wurde: „Noch heute aber glaubt der Dorfbader und seine Kundschaft an das Vorrecht der Tage des Steinbocks [Sternbild: Januar/Februar], des Löwen [Sternbild: August/September] und der Waage [Sternbild: Oktober/November] zum Aderlaß." In der Tat führte früher nicht etwa der Mai, sondern gemeinhin der Januar den Beinamen „Laßmonat".

In den Volkskalendern und einschlägigen Schriften gab es jedoch nicht nur spezielle Hinweise zu Tierkreiszeichen, Jahreszeiten und Tagen, sogenannte Aderlassmännchen bezeichneten auch die jeweils anzuzapfenden bzw. nicht anzustechenden Venen der verschiedenen Körperteile. Dem Sternzeichen Steinbock waren etwa die Knie zugeordnet. Stand der Mond nun in diesem Zeichen, hielt man es für unangebracht, an den beiden Knieadern zur Ader zu lassen.

Je nach „Bedarf" bzw. Krankheit wurden also verschiedene Adern bzw. Venen angestochen, und zwar meist mit dem „Flieten", der Aderlasslanzette. So sollte zum Beispiel bei Gicht die „Gift- bzw. Gichtader" am Rücken des Fußes geöffnet werden und „der Aderlaß an der Kopf-Ader des Daumens" entleerte angeblich das Blut vom Kopf. Die „Vena salvatella" der rechten Hand öffnete man bei Leberanschoppungen (vermeintlicher Blutstau in der Leber), die der linken Hand bei Milzanschoppungen. Vorgenommen wurde die Prozedur, wie erwähnt, meist von einem Bader bzw. Wundarzt, der es im Bayern des 19. Jahrhunderts an einem guten Mai-Aderlasstag auf über 60 „Venäsectionen" bringen konnte. Zurück blieb eine kleine Einstichwunde, der sogenannte *Bick*.

Nach der Blutentnahme wurde die Stelle mithilfe einer Badersalbe verbunden, ein etwa betroffener Arm in die Schlinge gelegt und mit einem roten Tuch versehen. Von den so Behandelten hieß es dann, dass sie „in der Ader liegen". Das in speziellen Aderlassschüsseln gesammelte Blut wurde vom Bader nicht nur entsprechend bewertet, er erstellte meist auch noch eine Prognose. Als Entgelt für seine Arbeit bekam er das „Lassgröschlein". Im München der 1830er Jahre erhielt der Bader für einen Aderlass an Arm oder Fuß allerdings oft weit weniger als für die Entfernung eines „Leichdorns" (Hühnerauge).

In Bayern galt es einst auch, so der weitverbreitete Aberglaube, das abgezapfte Blut in fließendes Wasser zu schütten, da sonst die Wunde eitere. Damit wollte man verhindern, dass es bösen Dämonen verfällt. Ließ man sich übrigens erstmals zur Ader, so empfahl man in Bayern, die Aderlassschüssel über den Wurzeln eines Rosenstocks zu entleeren, was beim Behandelten zu roten Backen führen sollte.

Die danach anzuwendende und eingangs erwähnte Drei-Tage-Regel *Am ersten Tage mässig, Am zweiten Tag gefrässig, Am dritten Tage toll und voll, So bekommt das Aderlassen wohl* wurde indes nicht immer konsequent befolgt. Wie Franz Xaver Schönwerth (1810–1886; ab 1859 Ritter von Schönwerth) Mitte des 19. Jahrhunderts schilderte, suchte der Oberpfälzer Bauer das Ganze zu verkürzen: „Weil man […] heutzutage nicht viel Zeit übrig hat, und überhaupt viel rascher lebt, so zieht er Alles in den ersten Tag zusammen, und geht schon Nachmittags zum Bier, um so lange zu trinken, bis er nimmer kann. Das hilft dann auf ein ganzes Jahr."

Neben dem „roten Aderlass", der auch mittels Blutegeln erfolgt(e), gab es noch den mit dem Blasenpflaster generierten „weißen Aderlass". Mit dem „Kantharidenpflaster" trachtete man hier Schlacken und Gifte im Körper nicht über das Blut, sondern über

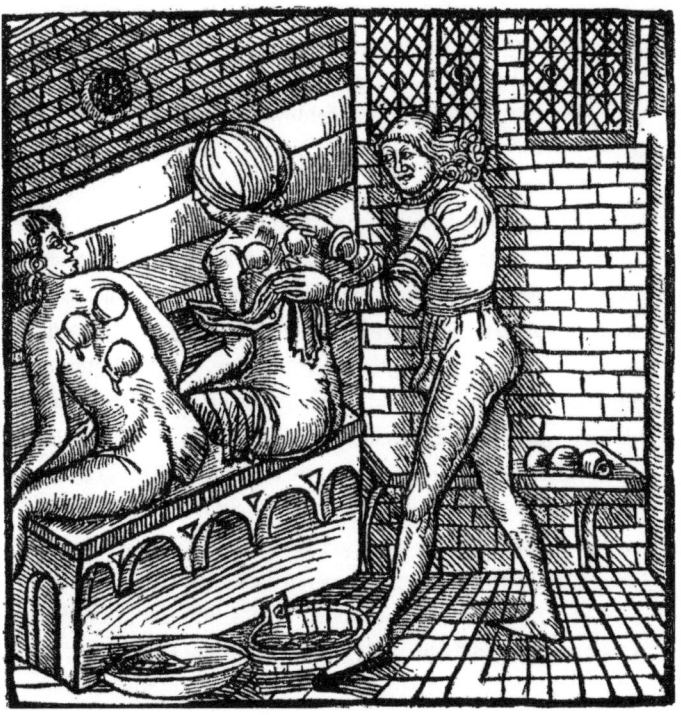

Traditionelle Frühjahrskur in Bayern: das Aufsetzen von Schröpfköpfen (16. Jahrhundert)

Blasen auszuleiten. Aus denen trat Gewebsflüssigkeit aus, nachdem mit dem „Kantharidenpflaster" rund zehn Stunden lang künstlich eine Hautreizung erzeugt worden war. Diese wurde mittels einer Pflastersalbe aus pulverisierten „Spanischen Käfern" bzw. „Spanischen Fliegen" (Kanthariden) verursacht. Das einer Verbrennung ähnelnde Verfahren bezeichnete man auch noch als „weißes Schröpfen".

Das rote, blutige Schröpfen mit Schröpfköpfen hingegen erfreute sich in Bayern als Universalmittel, zum Beispiel als Teil einer Frühjahrskur, großer Beliebtheit. Man ging davon aus, dass sich im menschlichen Blut zwischen Haut und Fleisch Krankheitsstoffe, gemeinhin „Schärfe" genannt, festsetzten, derer man sich durch das Schröpfen zu entledigen suchte. Und das sollte, so etwa die oberbayerischen Bauern, am besten bei abnehmendem Mond geschehen: *Beim abgehenden Freitag hilft das Schröpfen besonders gut.*

Zu dieser landläufigen Empfehlung schrieb Höfler im Jahr 1888:

„Das Schröpfen hieß früher auch ‚Lasseln' (d. h. wenig Blut ablassen). Bei uns hieß im Mittelalter der Schröpfkopf auch ‚Schröpf-Hörndl', was für eine ähnliche Schröpfungsmethode mittelst eines Horns spricht [...]. Aus dem Gesagten erhellt zur Genüge, daß die Methode des Schröpfens aus dem Romanischen (Italien) kam, wie das phlebotom beim Aderlasse; das ‚Hörnl' wurde dann durch den messingernen, später gläsernen Laßkopf ersetzt und letzterer erst in der neueren Zeit durch die Spiritusflamme erwärmt und darauf die Schröpfenfliedel (Hemmer) aufgesetzt, wobei als Regel galt, daß man nicht auf den Bauch ‚pecken' sollte; dagegen waren die Wade und der Rücken sehr bevorzugt; ‚beim abgehenden Freitag hilft das Schröpfen besonders gut', d. h. bei abnehmendem Mond. Das Schröpfen ist auch noch heute ein sehr volksthümliches, rationell gewordenes Mittel, das in der Regel von dem Patienten freiwillig nach 8 Tagen wiederholt wird, das sog. ‚Nachschröpfen'."

Beim nassen Schröpfen wurde demnach zuerst eine kleine Wunde erzeugt und dann darauf ein gläserner Lasskopf gesetzt, wodurch der Unterdruck Blut aus der verletzten Stelle treten ließ.

Mit Aderlassen und Schröpfen trachtete man also danach, den Körper zu entschlacken. Einen ähnlichen Zweck sollten Brech- und Abführmittel erfüllen.

ÜBERISCH & UNTERISCH

Menschliche Ausscheidungen mussten bei gesundheitlichen Problemen oft absichtlich oder künstlich herbeigeführt werden. Geschah es „nach oben", so bezeichneten die Bauern in der Oberpfalz dies einst als *überisch*. Dazu bediente man sich sogenannter Brechmittel. „Brechen" war das herkömmliche Wort für „speien, sich übergeben", wie das etwa im alten deutschen Reim „Brechmittel schmecken schlecht, retten aber Herrn und Knecht" zum Ausdruck kommt.

In Bezug auf die ländliche Bevölkerung Bayerns Ende des 19. Jahrhunderts schreibt Max Höfler: „Volksthümliche Brechmittel außer den Finger in den Hals stecken, gibt es nicht; wenn der Bauer zum Brechen einnehmen will, geht er immer zum Bader oder Arzt, die über solche Mittel verfügen." Das konnte zum Beispiel Brechweinstein (Antimonium tartaricum) sein, ein der Gesundheit abträgliches (!) Weinsäuresalz.

Manche Ärzte warnten aber ohnehin vor zu starken oder häufig angewandten Brechmitteln, so 1776 Franz Joseph Oswald, der meinte, durch eine solche „Unbehutsamkeit" seien „viele hundert elend zu Grunde gerichtet worden." Gar Tausende, so Oswald weiter, dürften es mit dem Leben bezahlt haben, wenn sie „das allgemeine Sprichwort ‚Brechen wird durch Brechen gehoben'" befolgt hatten. Demzufolge sollte man starkes Erbrechen, für das in Niederbayern und in der Oberpfalz einst der sprichwörtliche Vergleich *speibn wiara Houzathund* (speien wie ein Hochzeitshund) populär war, nicht durch Brechmittel abzustellen versuchen. Dass diese auch ärztlicherseits allzu gerne verordnet wurden, kommt in dem alten Reim „Scheiß, spei und schwitz, das ist der Doktor all ihr Witz" zum Ausdruck. Mit Brechreiz verursachenden Brechmitteln (Emetika) trachtete man also Schädliches bzw. Giftiges aus dem Magen zu entfernen, und zwar *überisch*.

Musste aber *unterisch* Ordnung geschaffen werden, so geschah das meist durch „Purganzien" (lat. „purgare" = reinigen) bzw. „Laxantien" (lat. „laxare" = lockern). Darunter verstand man Abführmittel zur Darmentleerung, etwa bei Obstipation (Verstopfung). Hierzu schrieb Höfler 1888: „Nichts fürchtet der Bauer bei hitzigen Krankheiten mehr als die Verstopfung; über Schmerz, Schweiß, Fieber, Appetitlosigkeit etc. setzt er sich mit staunenswerther Gleichgültigkeit oft hinweg, aber zu diesen Symptomen eine Verstopfung – *das* treibt ihn zum Arzt." In dem Fall hatten dann wohl auch volksmedizinische Mittel wie gesalzenes Topfenwasser (*Topfen* = bair. für Quark) nicht geholfen.

Zur Prophylaxe gab es zudem regelmäßige Abführkuren. Die waren in Bayern einst so gebräuchlich, dass man von ihnen gemeinhin als dem „bayerischen Aderlass" sprach. Abführmittel im Übermaß benutzte aber nicht nur das bayerische Landvolk, sondern auch der Adel. Erst recht bei einschlägigen Beschwerden. So ließ sich etwa der Obersthofmeister des bayerischen Kurfürsten 1752 an einem einzigen Tag gar neunmal ein entsprechendes „Trankl" aus „gebranntem Rhabarber" (also mit Magnesiumkarbonat) geben.

Später war in Oberbayern die „Windlatwerge" (aus den Beeren des Zwergholunders gewonnene Sulze) das bevorzugte, meist von Tiroler Hausierern als Arznei verkaufte, Mittel.

Abführmittel wurden zudem als Einlauf, also mittels Klistieren verabreicht. Milde Klistiere bestanden zum Beispiel aus Endivien, Zichorien, Pappeln und etwas Leinsamen in Molke gekocht, eventuell mit einem halben Quintchen Salpeter als Dreingabe. 1776 äußerte sich Oswald hierzu: „Bey vornehmen Personen ist das Clystiren fast zur Gewohnheit geworden, so daß bey einigen derselben die Natur nicht mehr ihre Schuldigkeit ohne Clystir macht." Doch gab es zu seiner Zeit auch Vorbehalte gegen den Einsatz eines Klistiers. Man glaubte, wenn jemand schon ein solches benötige, stehe er wohl kurz vor dem Tod. Oswald hingegen war ein eifriger Verfechter dieser Praxis und meinte, durch den Gebrauch von Klistieren seien Unzählige vom „Ranfte der Ewigkeit" zurückgerissen worden.

Nach der Einnahme von Abführmitteln war zwingend der Gang zum Abort bzw. Abtritt angesagt. Den nannte man im alten Bayern etwa „geheimes Gemach" und in vornehmeren Kreisen auch „Gelegenheit". So fragte man um 1820 „Wo ist in dieser Wohnung die Gelegenheit" oder „Wo ist hier etwas für die Menschlichkeit?" Auf dem Lande gab es gemeinhin das abseits gelegene „Aborthäusl", die Stätte, *wo da Kaisa z'Fuaß higeht* (wo der Kaiser zu Fuß hingeht). Ging man *abseits (abseits gehn = s'Häusl aufsuchen)* kündigte man das meist mit *I muass aufs Heisl* bzw. *I muass aweng auf d'Seitn gehn* (Ich muss aufs Häuschen bzw. Ich muss ein wenig auf die Seite gehen) an. Ein „kleines Haus" wäre somit im Bairischen eigentlich kein Häusl; das wäre dann ein *Häuserl*. Im Hochdeutschen hingegen deckt das Diminutiv „Häuschen" beides ab.

Während man also durch Abführmittel oder Emetica künstlich Körperausscheidungen herbeiführt, können Letztere auch unabsichtlich erfolgen, beispielsweise durch unwillkürliches Niesen.

NIESEN & SCHLUCKAUF

Wurde man von einem plötzlichen Niesen oder einem Schluckauf befallen, hatte der baierische Volksmund dafür einen keineswegs nur scherzhaften Rat parat: *Denk an drei Bladdade, dann vageht's scho wieda!* (Denk an drei Glatzköpfe, dann vergeht es schon wieder!). In einer Variante wird noch Zusätzliches gefordert: *Denk an drei Platterte und halt die Luft an!* (Denk an drei Kahlköpfige und halte die Luft an!). Damit sollten Betroffene abgelenkt werden und Schluck- oder Niesreiz vergessen. Das scheint eine althergebrachte Empfehlung zu sein, die in ähnlicher Form für Tirol überliefert ist. Dort hieß es, bei einem Schluckauf brauche man nur an drei kahlköpfige Männer zu denken und das „Schlucksen" höre auf. Hier konnten es aber statt Glatzköpfen auch drei kropfige Männer sein.

Überhaupt spielt dabei die Zahl drei eine Hauptrolle. In Oberbayern empfahl man einst, man solle bei einem *Schlucker, Schnackler* bzw. *Schluchzer*, ehe er wiederkommt, in aller Schnelligkeit an drei

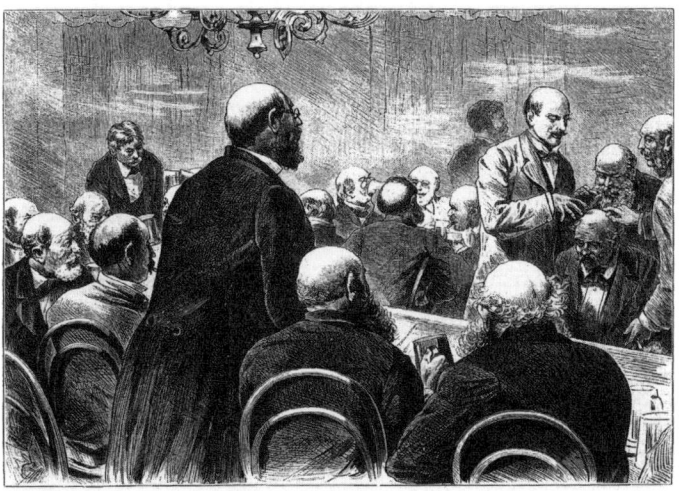

Ein Bild mit lauter „Platterten" (zur Verhütung von Schluckauf vielleicht noch besser geeignet als das Denken an nur „drei" Kahle)

alte, böse Weiber denken. „Dreimal" war auch in der Oberpfalz bei einem *Hätscher* oder *Hetschara* angesagt. Der sollte vergehen, wenn man etwa den Daumen in die rechte Hand drückte und dreimal hineinblies oder ein Messer in ein gefülltes Glas steckte und dreimal daraus trank.

Letzteres konnte durchaus hilfreich sein, wenngleich nicht wegen des Messers. Einfach ein Glas kaltes Wasser trinken, das empfiehlt hier nämlich gleichermaßen die moderne Medizin. Da der Schluckauf durch Verspannungen im Zwerchfell verursacht wird, macht der zweite Teil des oben angeführten Spruchs ebenfalls Sinn: Das Anhalten der Atmung kann den Körper entspannen und die Verkrampfung lösen.

Dass bei dem volksläufigen Rat drei *Platterte* ins Feld geführt werden, erklärt sich wohl dadurch, dass man auf diese Weise meist schnell ein plastisches, einprägsames Bild vor Augen hatte und somit gar nicht mehr an den Schluckauf dachte.

Im Übrigen erklärte man sich das Ausfallen der Haare bis weit ins 19. Jahrhundert hinein nach Maßgabe des hippokratischen Säftekonzepts mit einer Austrocknung des Kopfs. Gemäß der „Humoralpathologie" verlor ja der Mensch mit zunehmendem Alter immer mehr Feuchtigkeit.

Der Haarverlust beginnt oft mit den sogenannten Geheimratsecken. Die Erscheinung bezeichnete man früher in Süddeutschland auch als „Hofratsstirne". In Bayern kursierte dafür der spezielle Ausdruck *Alisi-Eck*, der sich daraus erklärt, dass St. Aloisius, der Schutzherr der Studierenden, auf Gemälden und insbesondere auf den beliebten Heiligenbildchen mit hoher Stirn dargestellt wurde.

Für einen Glatzenträger, den man im Dachauer Land *Plattensimmerl* und in der Oberpfalz *Blasch* nannte, gab es dann in letzterer Region den schmeichelhaften Hinweis *Wenn da Vaschdand waxt, mein d'Houa weichn* (Wenn der Verstand wächst, müssen die Haare weichen). Im Bayerischen Wald hieß es hierzu oft scherzhaft: *Die Gscheitn werdn plottat, d'Esln werdn graab!* (Die Klugen werden kahl, die Esel grau!).

Der besagte Spruch mit den drei *Platterten* fand mitunter auch beim Niesen Anwendung. Der über den Niesreflex (Reizung der Nasenschleimhaut) ausgelöste Vorgang, bei dem Partikel mit bis zu 160 km/h aus der Nase fliegen, läuft dabei in – drei – Schüben ab: Einer tiefen Einatmung folgt ein kurzes Anhalten des Atems und danach kommt es durch ein schlagartiges Zusammenziehen der Ausatmungsmuskel zum explosionsartigen Ausstoßen der einge-atmeten Luft. Da Krankheitserreger dabei bis zu fünf Meter weit fliegen können, hilft die Hand vorm Gesicht hier wenig. Zudem befänden sich dann auf dieser die Keime. Die heutige Medizin emp-fiehlt daher, in die Armbeuge oder in ein Taschentuch zu niesen.

Die alte Schulmedizin hielt den Niesvorgang aber aus für sie nachvollziehbarem Grund für durchaus gesundheitsfördernd, glaubte man doch, damit schädliche Säfte oder unreine Partikel los-zuwerden oder sie dadurch abzuwehren. Insofern befürwortete man auch künstlich herbeigeführtes Niesen, etwa durch die Nies-wurz. Im Niesen sah man also ein gutes Zeichen. In Frankreich kur-sierte dazu einst das Sprichwort: „Quand le malade éternue, le médecin s'en retourne" (Wenn der Kranke niest, zieht der Arzt sich wieder zurück).

In alten Pestzeiten allerdings hielt man das Niesen für ein Anzeichen des bevorstehenden Todes, gegen den man Gottes Hilfe erbeten sollte. Und so hat angeblich Papst Gregorius anlässlich der 590 in Rom grassierenden Pest für die allgemeine Verbreitung des Brauchs, Niesenden Gottes Beistand zu wünschen, gesorgt. Gregor der Große, als Gregor I. von 590 bis 604 Papst, war einer der bedeu-tendsten Kirchenväter der Spätantike, wurde 1295 sogar heilig-gesprochen und oft als Autorität herangezogen. In Bayern gab es zum Beispiel noch bis ins 19. Jahrhundert hinein den „Gregori", ein Fest, das auf Gregorius I. als Förderer von Schulen zurückgeführt wurde. Dabei pflegten Schulkinder lustige Spiele zum Besten zu geben.

Dass man Niesenden Glück und Heil wünscht, wohl als Schutz gegen vermeintliche Dämonen, soll aber schon lange vor Papst

Gregor kein Geringerer als Aristoteles (384–322 v. Chr.) postuliert haben. Eine Theorie besagt aber auch, dass ein diesbezüglicher Wunsch einem selber galt, um vor Ansteckung durch den Niesenden bzw. vor dessen ausfahrenden Dämonen geschützt zu sein.

Zudem wird hie und da vorgebracht, mit der Wunschformel sollte ursprünglich das Ausschleudern der menschlichen „Atemseele" verhindert werden. So schreibt Schönwerth noch Mitte des 19. Jahrhunderts: „Werden ja auch niessende Arme Seelen durch diesen Zuruf erlöst!" Gemeint war damit der Zuruf *Helf Gott!* Der aber galt in erster Linie der Verhütung jeglicher Krankheit beim Niesenden, der darauf üblicherweise erwiderte: *Seng's God!* (Gott segne es!).

Dazu gab es ironische Erweiterungen wie *Hölfdagott in Himml auffi, dann brauchs'd niad lang im Dreg umanand laffm* (Gott helfe dir in den Himmel hinauf, dann brauchst du nicht lange im Dreck herumzulaufen), *Helf dir God in Himmel affi, dearfst niad lang af da Welt umlaffa* (Es helfe dir Gott in den Himmel hinauf, dann musst du nicht lang auf der Welt herumlaufen) oder *Höif da Gott in n Himmi nauf, wenns d awafoist, kimmst nimmernauf!* (Es helfe dir Gott in den Himmel hinauf, wenn du herunterfällst, kommst du nicht mehr hinauf!).

Im Niederbairischen hieß es zu dem Komplex noch schalkhaft: *Dö schön Leut reißts zwoamal!* Schöne Leute sollten also zweimal niesen müssen.

Heutzutage ruft man einem Niesenden meist „Gesundheit!" bzw. auf bairisch: *Gsundheit!* zu. Der Brauch hat sich sogar bis in die USA verbreitet. „Gesundheit!" sagen in so einem Fall auch die Amerikaner, selbst wenn sie nicht wissen, was das Wort eigentlich bedeutet. Für diese nachahmende Praxis sind offenbar deutsche Einwanderer verantwortlich gewesen.

Die Gesundheit beeinträchtigen können nun wiederum Probleme bei der Blasenentleerung.

BRUNZEN & BACHELN

Bei körperlichen Unpässlichkeiten, wie überhaupt bei Krankheiten, suchte man im alten Bayern besonders gern Zuflucht bei den Heiligen. Für bestimmte Leiden waren denn auch bestimmte Schutzpatrone zuständig. So galt etwa der heilige Vitus, einer der 14 Nothelfer, nicht nur als Schwammerlpatron. Er war zudem Schutzheiliger der Geisteskranken (Veitstanz) und auch der Bettnässer. Letzteres erklärt sich aus seiner Vita: Der Legende nach erlitt er als Zwölfjähriger den Märtyrertod, indem er „in Öl gesotten" wurde. Daher ist er meist mit einer Ölbüchse abgebildet, die aber eher einem Nachttopf gleicht. Das und sein Knabenalter sollen dazu geführt haben, dass vor allem kindliche „Bettpisser" sich mit folgendem Vierzeiler an ihn wandten: *Heiliger Sankt Veit, weck mich bei der Zeit, weck mich zur Stund', wann mirs Pissen ankummt* (Heiliger St. Veit, wecke mich rechtzeitig, wecke mich dann, wenn mich das Pissen überkommt). Sie wollten also mit ihrer Fürbitte erreichen, dass sie es im Fall des Falles rechtzeitig zum Nachttopf schafften. Den nannte man *Bodschambal* bzw. *Potschamperl* (vom frz. „pot de chambre") bzw. in Gebirgsgegenden *Kammer-Kachel* bzw. *Brunzkachel*.

In der *Owapfalz* bezeichnet(e) man dieses Gefäß als *Saachhaferl* und einen Bettnässer als *Beddsoicha*. So heißt es dort sprichwörtlich noch heute, wenn sich jemand blamiert hat und vor Scham im Boden versinken möchte: *Der houd sie gschammd wei a Beddsoicha* (Der hat sich geschämt wie ein Bettnässer). Der sprichwörtliche Vergleich *se schaama wiar a Bettbrunza* war auch in Südbayern in Umlauf.

In der Oberpfalz wiederum glaubte man vereinzelt, dass das Bettnässen wohl vom Mondschein herrühre, der auf die Schlafenden gefallen war. Ansonsten gab man dafür aber seit ältester Zeit hauptsächlich dem Umgang mit Feuer die Schuld. So führte der Regensburger Bezirksarzt Gottfried Lammert (1827–1893) in diesem Zusammenhang Aristoteles an, der gefragt haben soll, warum diejenigen, die lange an einem Feuer stehen, den Drang zum Wasserlassen verspüren. Bezeichnenderweise richtet man in Bayern noch heute hie und da folgende Warnung an Kinder: *Wer zündelt, bieselt in der Nacht ins Bett.* Die Variante *bieseln* für „urinieren" kennt man ja vom Münchner Oktoberfest, wo die „Wildbiesler" den Veranstaltern immer ein besonderes Ärgernis sind.

Der aus dem Alpenraum stammende und eher von Erwachsenen verwendete Bittspruch *Heiliger Sankt Veit, Weck mi zur rechten Zeit Mit ein' großen Scheit, Dass es nit ins Bett geit* umschreibt das Gemeinte dann in euphemistischer Weise (…dass es nicht ins Bett geht). Auch hier ist mit dem Pleonasmus „Heiliger Sankt" eine doppelte Heiligkeit gegeben, während sonst nur von „Heiliger Veit" bzw. „Heiliger Florian" etc. die Rede ist.

„Veit" und Scheit" wurde als Reimpaar zudem in einem Lied benutzt, das früher Burschen in Oberbayern und Tirol sangen, wenn sie von Haus zu Haus zogen, um Brennholz für die Johannisfeuer zu sammeln: *Heiliger Sanct Veit, schick' uns ein Scheit; heiliger Hans, ein recht lang's; heiliger Sixt, ein recht dick's; heiliger Florian, zünd' unser Haus nicht an.*

In erweiterter Form war dieser „Bettelspruch" einst im niederbayerischen Rattiszell (Lkr. Straubing-Bogen) verbreitet: *Gebt's uns ein Holz zum Sunnwendfeuer, ist heuer das Holz nicht teuer! Heiliger Florian, kent unser Haus nicht an! Heilige Margareth, schick uns ein Köpfe Met! Heiliger Veit, schick uns ein großes Scheit! Heiliger Sixt, wenn wir's verbrennen, haben wir nix!* Mit *Scheit* ist natürlich ein zugehauenes Stück Holz, also ein Holzscheit, gemeint und *kent* steht für „zünde" (vgl. engl. „to kindle"). *Köpfe* ist hier gleichbedeutend mit „Trinkgefäß".

Die erwähnte heilige Margareta galt übrigens als *Heubrunzerin*, da es an deren Namensfest (20. Juli) oft regnete und damit den Bauern die Heuernte „vermasselt" wurde: *Wenn d'Margret brunzt, is d'Arn verhunzt.*

Der Begriff *brunzen* entstand natürlich aus „brunnetzen", das heißt „einen Brunnen machen", und ist im Vergleich zu *bieseln* oft ein kräftigeres Wort fürs Wasserlassen. Beide Ausdrücke tauchen vielfach im bairischen Sprücheschatz auf, so etwa in den Ratschlägen *Wer gegan Wind bieselt, der brunzt se o!* (Wer gegen den Wind schifft, der pisst sich an!) oder *Mit'n Wind is leicht blosn und gegn an Wind schlecht brunzn* (Mit dem Wind ist leicht blasen und gegen den Wind schlecht brunzen). Und musste ein Kartenspieler einmal „austreten", so sprang für ihn kurz ein *Brunzkartler* ein.

Auf einer alten Grabinschrift aus dem Gäuboden war diesbezüglich sogar ein medizinischer Symptomkomplex zu finden: *Hier liegt da Hackl Hias, er litt an Sand und Griaß, er war a schlechter Brunza, bet's eahm an Vaterunser.* Für den Toten, der offensichtlich an einem beginnenden Steinleiden und an Altersprostatitis erkrankt war, sollte man also ein Vaterunser beten.

Außer *schlechte Brunzer*, bei denen es nur mehr „tröpfelte", gab es auch Ausdrücke wie *Schneebrunzer* oder *Kuttenbrunzer*. Bei Letzteren handelte es sich um eine abschätzige Bezeichnung für Kuttenträger, also Mönche. *Brunzhuasn* (Brunzhosen) hingegen wurden einst in der Oberpfalz von Frauen getragen. Das waren lange Unterhosen, die unten Öffnungen hatten, damit bei entsprechendem Bedürfnis auch die Unterwäsche anbehalten werden konnte.

Für *brunzen* gab es im alten Bayern sogar noch weitere Synonyme: So findet sich in Johann von Dellings „Bayerischem Idiotikon" von 1820 folgende Anekdote: „Ein Dorfpfarrer stellte einst in der katechetischen Stunde an ein Bauernmädchen die Frage: ‚Was ist das Erste, das du verrichtest, nachdem du aufgestanden bist?' Er erwartete die Antwort: ‚Ich denke an Gott, meinen Schöpfer'. Allein er wurde in seiner Hoffnung getäuscht. Das Mädchen antwortete: ‚Herr, ich thu' bacheln'." Zur ausgestorbenen Variante *brunnlen* heißt es dort auch: „Auf dem Lande und von Kindsmägden hört man es häufig."

Wie das Beispiel von dem Bauernmädchen in der Religionsstunde verdeutlicht, ist eine Blasenentleerung nach der Schlafenszeit die Regel; verursacht wird dieses Bedürfnis aber auch durch den übermäßigen Genuss von Spirituosen. Letzteres bedingt zudem meist Trunkenheit.

RAUSCH & SCHLAF

Der niederbayerische Volkskundler Hans Schlappinger (1882–1951) kommentierte die oft gehörte Behauptung *A Rausch is bessa wiara Fiaba!* (Ein Rausch ist besser als ein Fieber!) wie folgt: „Sagt jemand, der 'um ein Kuhmaul zu viel erwischt hat', zu seiner eigenen Entschuldigung. Wer möchte die Wahrheit dieses tiefsinnigen Satzes bestreiten?"

Den Spruch gab es zudem noch in erweiterter Form: *A Rausch is besser als wiar a Fieba – und a Schoaß besser als wiar a Haglwetta* (Ein Rausch ist besser als ein Fieber und ein Furz besser als ein Hagelwetter). Das war natürlich ironisch gemeint, doch mit dem „tieferen Sinn" lag Schlappinger richtig, wenn auch anders als gedacht. Medizinhistorisch gesehen hatte nämlich ein Fieber durchaus etwas Gutes: Der damit verbundene Schweißausbruch half nämlich, dem Hippokratismus zufolge, schädliche Partikel aus dem Körper zu entfernen. Und in der Hinsicht hielt man einen Rausch tatsächlich für noch besser als ein Fieber, mithin heilsamer. Denn angeblich befreite er insbesondere das Gehirn von verbrauchtem „Spiritus".

Vor diesem Hintergrund ist auch das deutsche Sprichwort „Ein Rausch im Monat ist gesund" zu verstehen, was sogar im englischen Reim „One should, every month, get drunk at least once" seine Entsprechung hat. Offenbar leitet sich diese Regel von einer Warnung des Ärztefürsten Avicenna her. Dessen „Canon Medicinae" war ja das einflussreichste Lehrwerk abendländischer Medizin gewesen. In Avicennas „Lehrgedicht über die Heilkunde" ist nun zu lesen: „Man hüte sich, längere Zeit hindurch trunken zu sein, man sei es höchstens einmal im Monat". Augenscheinlich ist die Warnung also in schlitzohriger Weise zu einer entsprechenden Empfehlung umgemünzt worden und hat als „abgesunkenes Kulturgut" Eingang in den Volksmund gefunden.

Für ein Übermaß an Räuschen sorgte nun bei den als besonders trinkfreudig geltenden Deutschen das sogenannte Zutrinken bzw.

Gesundheitstrinken. Nicht von ungefähr kursierte das Bonmot „Gott bewahre uns vor der Gesundheit der Deutschen und der Krankheit der Franzosen." Letzteres bezog sich auf die Syphilis, in Deutschland meist als „Franzosenkrankheit" bezeichnet.

„Auf die Gesundheit" trank man seinerzeit mit einer Unmenge von einschlägigen Aufforderungen, wie etwa „Auf Gesundheit unsrer Leiber, zum Vergnügen unsrer Weiber!" oder „Der Deutschen Ruhm besteht im Trinken, drum lasst uns heut diesen Ruhm nicht sinken!" Des Weiteren hieß es: „Nein, das Sprüchwort soll nicht lügen, dass der Deutsche gerne trinkt; lasst euch drum den Wein vergnügen, bis ihr all zu Boden sinkt" / Trinkt, bis wir alles doppelt sehen; und taumelnd sacht und seitwärts gehen", „Befördre dieses Glas, trink die Gesundheit aus: es lebe höchst vergnügt das ganze werte Haus!".

Diese fünf Beispiele stammen aus einer „Sammlung von mehr als achthundert [...] Gesundheiten" aus dem Jahr 1763. Der Titel zeigt, dass der Ausdruck „Gesundheiten" hier mit „Trinksprüchen" synonym verwendet wird.

Gegen das weitverbreitete Gesundheitstrinken wetterte drei Jahre später der Oberpfälzer Benediktinermönch und Schriftsteller Odilo Schreger (1697–1774): „Da saufft man, daß manchem die Augen übergehen. Da trinckt man schier so viel Gesundheiten, als Tag im Jahr seynd, und zwar mit Verderbung eigener Gesundheit." Und weiter:

„Die meiste Räusche entstehen aus dem vielen Zutrincken, und Gesundheit-Trincken [...]. Unsere alte Teutschen haben zwar auch Gesundheit getruncken, aber allezeit gantz wenig, und haben das Getranck nur verkostet. Jetziger Zeit aber muß alles ausgesoffen seyn [...]. O wie viel trincken den Tod hinein, da sie des andern Gesundheit trincken!"

Noch heute bestätigt das der bairische Spruch: *Mancha Kranke hod einfach z'oft auf sei Gsundheid drunga* (Mancher Kranke hat einfach zu oft auf seine Gesundheit getrunken).

Dass man sich seinerzeit, Ende des 18. Jahrhunderts, besonders in bayerischen Wirtshäusern beim Bierkonsum gegenseitig zu übertrumpfen trachtete und die Berauschten sich dann entsprechend aufführten, davon wusste der hessische Reisende Johann Kaspar Riesbeck (1754–1786) zu berichten:

„Ich komme in eine schwarze Bauernschenke, die in ein Gewölke von Tobakrauch eingehüllt ist, und bey deren Eintritt ich von dem Gelärme der Säufer fast betäubt werde. Meine Augen dringen nach und nach durch den dicken Dampf, und da erblike ich mitten unter 15 bis 20 berauschten Kerlen den Pfarrer oder Kaplan des Orts, dessen schwarzer Rock eben so beschmiert ist, als die Kittel seiner geistlichen Kinder. Er hält gleich den übrigen einen Pak Karten in der linken Hand, und schlägt sie mit der rechten einzeln eben so gewaltig, wie die andern, auf den kothigten Tisch, daß die ganze Stube zittert. Ich höre sie die abscheulichsten Schimpfnamen einander beylegen, und glaube sie seyen im heftigsten Streit begriffen. Endlich schliesse ich aus dem Gelächter, welches das Schimpfen und Fluchen bisweilen unterbricht, daß alle die Sauschwänze, Hundsschwänze u. dgl.m. eine Art von freundschaftlichen Begrüssungen unter ihnen sind. Nun hat jeder 6 bis 8 Kannen Bier geleert, und sie fordern nach einander vom Wirth einen Schluk Brandtewein, um, wie sie sagen, den Magen zu schliessen.
Der gute Humor verläßt sie, und nun seh ich auf allen Gesichtern und in allen Gebehrden ernstlichere Vorbereitungen zu einem Streit. Dieser fängt an, auszubrechen. Der Pfarrer oder Kaplan giebt sich vergebens Mühe, um ihn zu unterdrücken. Er flucht und wettert endlich so stark als die andern. Nun pakt der eine einen Krug, um ihn seinem Gegner an den Kopf zu werfen, der andre lüftet die geballte Faust, und der dritte tritt die Beine aus einem Stul [sic], um seinem Feind den Kopf zu zerschlagen. Alles schnaubt nach Blut und Tod. Auf einmal läutet die Abendglocke. ‚Ave Maria, ihr Sauschwänze‘, schreyt der Pfarrer oder

Kaplan; und alle lassen die Werkzeuge des Mordes aus den Händen fallen, ziehn die Mützen vom Kopf, falten die Hände, und bethen ihr Ave Maria. Das erinnerte mich an den Auftritt von Don Quixotte [...].

So wie aber das Gebeth zu Ende ist, werden sie alle von der vorigen Wuth wieder ergriffen, die nun um so gewaltiger ist, da sie auf einen Augenblick aufgehalten worden. Die Krüge und Gläser fangen an zu fliegen; ich sehe den Pfarrer oder Kaplan zu seiner Sicherheit unter den Tisch kriechen, und ich ziehe mich in das Schlafzimmer des Wirths zurück. Aehnliche Auftritte findest du auch in den Landstädten unter den Bürgern, Beamten, Geistlichen und Studenten. Alles begrüßt sich mit Schimpfnamen; alles wetteifert in Saufen, und überall steht neben der Kirche eine Schenke und ein B----."

Das „B." steht hier natürlich verhüllend für „Bordell". Interessanterweise verhielten sich zum Beispiel zwei Jahrhunderte zuvor Bewohnerinnen in den Bordellen Roms in gewisser Hinsicht genauso wie die von Riesbeck beschriebenen Wirtshausbesucher in Bayern. Beim Einsetzen des Abendläutens zum Ave Maria sollen sie nämlich – wie Michel de Montaigne (1533–1592) in seinem „Tagebuch einer Reise nach Italien" mitteilt – ihre einschlägigen Dienste jählings unterbrochen haben, indem sie vom Bett auf den Boden sprangen und kniend den Engelsgruß beteten. Das Ave Maria war ihnen also offenbar ebenso heilig wie später den besagten Sauf- und Raufbrüdern in Bayern.

Letztere dürften dann nach dem Wirtshausbesuch auch nicht mehr in der Lage gewesen sein, den bei *Bierdimpfln* bzw. *Bierplemplern* einst sehr beliebten Vierzeiler *Stad, stad, dass 's di' net draht! Gestern an Rausch, heut an Rausch, wer woaß, wia's morgn ausschaut? Stad, stad, dass 's di' net draht!* (Still, still, dass es dich nicht dreht! Gestern einen Rausch, heute einen Rausch, wer weiß, wie es morgen ausschaut? Still, still ...) von sich zu geben.

Mehr als gedreht hatte es mitunter *a bsuffas Wogscheitl*, also einen Besoffenen. „Wagscheite" (*Scheit* = Holzstück) sind Teile des

Zuggeschirrs bei Fuhrwerken. Im klassischen Zweigespann bezog sich das oft auf jede der drei Holzstangen. Eigentlich heißt die längere aber „Waagbalken" und die zwei daran hängenden, an denen die Zugstränge befestigt werden, bezeichnet man als „Ortscheite", wobei „Ort" hier in seiner alten Bedeutungsvariante „seitliches Ende" erscheint.

Wozu diente nun diese Gerätschaft und wo ist denn der Bezug zu einem Betrunkenen? Der gegenwärtige Stadtheimatpfleger von Dietfurt a. d. Altmühl, Prof. Dr. Anton Zacherl, der dort ein Wagnerei-Museum betreibt, liefert hierfür die passenden Erklärungen: „Mit dieser Vorrichtung sollen Ruck- oder Reißbewegungen der Zugtiere entschärft und Wagen bzw. Zuggeschirr geschont werden. Die sich vor- und rückwärts drehenden Wagscheite vermitteln dabei den Eindruck einer ‚wackligen' Aufhängung. Wer also einen kräftigen Rausch hat und hin und her torkelt, der ähnelt mit seinem Verhalten einem wackeligen Wagscheit."

Gar gestürzt war ein Trunkenbold, wenn es über ihn hieß, er hätte *beim Stoan B'hüts Gott g'noma*. So gibt Delling 1820 die Schilderung eines Wirtsmädchens aus dem bayerischen Oberland wie folgt wieder: „Bue! Göstern is lusti g'wen; dö hab'n Rausch g'hot, der Jakl n' größten. Krüg haben's daschlagen. Erst um zwoa in der Frue seyn's ganga; und koana is n'aus kema, der nit beim Stoan B'hüt's Gott g'noma hett" (Bue! Gestern ist es lustig gewesen; die haben einen Rausch gehabt, der Jakob den größten. Krüge haben sie zerschlagen. Erst um zwei Uhr morgens sind sie gegangen; und keiner ist hinausgekommen, ohne über die Steinplatte gefallen zu sein). Das einleitende *Bue*, das sich von „Bub" herleitet, ist ein altbayerischer Ausruf zur Bestätigung oder Verwunderung. Eine Steinplatte befand sich damals vor fast jeder Wirtshaustür und *B'hüts Gott nehma* (Behüt/Pfüat Gott nehmen = sich verabschieden) war hier eine Umschreibung für „das Gleichgewicht so stark verlieren, dass man hinfällt".

Das Hinfallen, selbst ein mehrmaliges, hielt allerdings Bierliebhaber nicht davon ab, es weiter mit dem Saufen zu versuchen. So

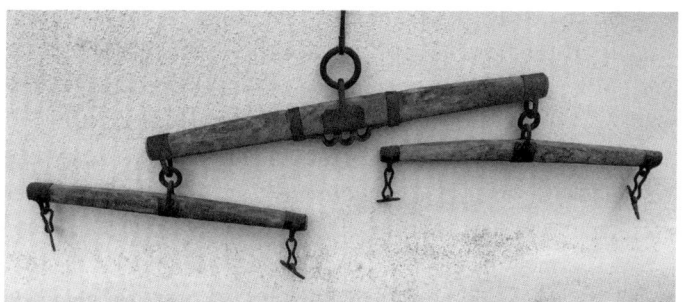

Ein Wagscheite-Verbund, dessen ruckartige Bewegungen an das Taumeln eines Betrunkenen denken lassen

heißt es in einer Strophe eines alten bayerischen „Volksliedchens", zitiert 1826 vom berühmten Satiriker Carl Julius Weber (1767–1832): *Fall i a wohl neunmal nieda, steh allemal auf, und sauf glei wieda!* (Falle ich auch wohl neunmal nieder, so steh ich allemal auf und sauf gleich wieder!).

Ob ein Rauschiger nun, unabhängig von einer Steinplatte, nach vorne oder hinten stürzt, das soll vom jeweiligen alkoholischen Getränk abhängen. So schrieb der Niederbayer Schlappinger im 20. Jahrhundert: „Die Bierräusche werfen einen hinfür [vorwärts], die Weinräusche werfen einen im Ruck aus [rückwärts]." Im 18. Jahrhundert hatte das der Oberpfälzer Schreger aber noch ganz anders gesehen, nämlich genau umgekehrt! So erklärte er den Lesern seines „Zeit-Vertreibers" im Jahr 1753: „Warum fallen die Weinrauschige *für sich*; die Bierrauschige aber *hinter sich*. Antw. Weil die Wein-Dämpffe den vordern Theil des Kopffs einnehmen, und beschweren; die Bier-Dämpffe aber den hintern Theil des Kopffs einnehmen. Folgsam fallen die Weinrauschige *für sich*, und die Bierrauschige *hinter sich*."

Dem Straubinger Stadtmedikus Franz Joseph Oswald zufolge hat ein Bierrausch überdies nachteiligere Folgen als ein Weinrausch, wobei er sich ausdrücklich auf Aussagen der „Schola Salernitana" berief. So schrieb er 1776: „Indessen schadet doch die Betrunkenheit vom Weine minder, als vom Biere, weil letzteres dicker, und schwerer zu verdauen ist."

Von entsetzlichen Bierräuschen berichtet denn auch 1835 Adolph von Schaden (1791–1840), und zwar bei den Bewohnern des Dorfs Au, das 1854 nach München eingemeindet wurde: „Der schrecklichste der Schrecken bleibt der Auer in seinem Rausche. Ich habe in Hamburg betrunkene Matrosen und in Berlin betrunkene Voigtländer gesehen; es waren unfreundliche Erscheinungen, aber ein betrunkener Auer übertrifft sie noch an Bestialität."

Verallgemeinern ließe sich das aber nicht, behauptete 1875 der geistliche Heimatchronist Josef Schlicht, der Wert auf folgende Feststellung legte: „Übrigens geht jeder irre, welcher vielleicht meint, unser halbes Volk bestehe nur aus Trunkenbolden und nüchterne Altbayern wären eine ganz wunderseltene Ausnahme; mitnichten, denn wir haben ebenfalls stille und mäßige Leute genug."

Letztere traf man aber offenbar kaum in bayerischen Wirtshäusern an. Dort hing oft eine Tafel an der Wand, die die Preise für bestimmte Räusche anzeigte. Eine solche von Schlicht erwähnte enthielt 26 Räusche, die von *Spitzl* bzw. *Spitz* (24/27 Kreuzer) über *Aff* (33 Kreuzer), *Brand* (1 Gulden, 24 Kreuzer), *Suff* (1/30) und *Fetzenrausch* (1/42) bis zum *Saurausch* (2 Gulden, 42 Kreuzer) reichte.

Nach Josef Fendl ist der *Saurausch* auch heute noch auf dieser Skala ganz oben angesiedelt, doch die „leichteste Form eines bairischen Rausches" wäre jetzt das *Ministrantenräuscherl*. Diesen Begriff verbindet wiederum sein religiöser Bezug mit einem Synonym des besagten *Spitzls*. Der *Spitz* (bzw. *das Spitzel*) hatte seinen Namen von einem Münchner Weinglas, das drei Viertel einer Maß fasste. Man nannte diesen aber auch *Jesuwiter-Räuschel*, weil die Jesuiten in einem solch mäßigen Rausch keine Sünde sahen.

Fetzen bedeutete so viel wie „groß und stark" und von jemandem mit einem Vollrausch hieß es in verniedlichender Weise: *Er hod koan kloan Hieb*, wobei *Hieb* (von „heben") gleichbedeutend mit „Schluck" war.

Einige Rauschbezeichnungen, wie etwa *Aff*, *Brand* und *Suff*, haben sich ja bis heute erhalten. Dabei kann laut Norbert Göttlers

„Ohrwuzler und Zeiserlwagen" *Brand* heute drei Bedeutungen haben: „Einen ‚Brand' hat erstens der, der einen Rausch anstrebt, zweitens der, den es schon erwischt hat, und drittens der, der mit den Spätfolgen eines solchen zu kämpfen hat." Unter *Brand* kann man in Bayern also auch einen „Mordsdurst" verstehen und für einen Rausch gäbe es zudem die Ausdrücke *Suri* (Schwips) bzw. *Ruaß* (Vollrausch) oder etwa *oan sitzn hobn* (einen sitzen haben).

In der Oberpfalz nennt man übrigens einen Rausch noch heutzutage *Zintara*, einen heftigeren *Sura*. Und die gängige Aufforderung eines Oberpfälzer Wirts an Rauschige lautet(e): *Wer sein houd, geid ham!* (Wer schon seinen Rausch hat, der sollte jetzt den Heimweg antreten!).

Die dortigen Bauern handelten damals aber ohnehin oft nach dem Motto: *Beßar z' daud drunka als z' daud gma'd, därf ma niad so oft wetzn* (Besser zu Tode getrunken als zu Tode gemäht, da braucht man nicht so oft zu wetzen). Im Bayerischen Wald kursierte diese Variante: *Besser z tout gsuffa wia z tout gmaaht, braucht man net so oft dengln und wetzn!* (Besser zu Tode gesoffen wie zu Tode gemäht, braucht man nicht so oft dengeln und wetzen!).

Im ganzen Bayerland tröste(te)n sich dann wiederum manche Trinker mit dem ersten Teil der sprichwörtlichen Erkenntnis: *Da Rausch vagähd, de Dummheit bleibd* (Der Rausch vergeht, die Dummheit bleibt).

Ein Rausch mag nun vergehen, doch vorher hat man noch mit den von Göttler angesprochenen Spätfolgen zu kämpfen. So heißt es denn auch: „Auf den Rausch folgt der Katzenjammer". Und über diesen verfasste etwa der Bayerwald-Schriftsteller Paul Friedl (1902–1989), der „Baumsteftenlenz", folgendes Schnaderhüpfl bzw. Gstanzl: *Am andern Tag drauf is da Mensch a Schwamma, möchte i oftmals grad sterbm mit mein' Katznjamma* (Am nächsten Tag ist der Mensch ein armer Tropf, ich möchte manchmal gar sterben mit meinem Katzenjammer).

Gegen den sollte es aber, dem Volksmund zufolge, ein probates Mittel geben: *Af an Katznjamar ghayrd a frischi Maoß Beyr!* (Auf einen Katzenjammer gehört eine frische Maß Bier!). Hier handelt es sich um die oberpfälzische Version eines einst sehr populären Ratschlags. Allerdings ist dieser nicht auf urbayerischem Boden gewachsen, sondern einmal mehr „gesunkenes Kulturgut", wobei ursprünglich nicht von Bier, sondern von Wein die Rede war.

So schrieb Johann Sigismund Elsholtz (1623–1688), der Hofmedikus des „Großen Kurfürsten" Friedrich Wilhelm I. von Brandenburg im Jahr 1682:

> „Ob der Eckel eines Weinrausches mit noch einem Weinrausch zu vertreiben? [...] imfall [...] ein sonst mäßiger/aber durch die Gesellschafft verführter so viel vom Wein zu sich genohmen/ daß er des folgenden Morgens an der Sauff-kranckheit sich übel auff befünde: so fraget es sich/ob er Hundshaar drauff legen/ das ist die Weinzeche noch einmahl anfangen/und dadurch sotaner Beschwer abhelffen solle/nach dem Gutachten der Herren Professoren zu Salerno, welches im 15. Cap. also lautet: ‚Si nocturna tibi nocet potatio vini, Hoc matutina rebibas, et erit medicina'. [Wenn dir abends ein Weintrunk schadet, trinke einen solchen des Morgens wieder und er wird Medizin sein.] Aber diese Regel ist nicht die beste."

Ausgangspunkt war hier also in der Tat die besagte Regel aus dem „Regimen Sanitatis Salernitanum" des 12. Jahrhunderts, in dem empfohlen wurde, die Folgen eines nächtlichen Weinrauschs am folgenden Morgen durch erneutes Weintrinken zu bekämpfen.

Das nannte man bereits zu Elsholtz' Zeiten im übertragenen Sinne „Hundshaare auflegen". Denn nach dem Heilprinzip „Similia similibus" (Gleiches mit Gleichem) glaubte man einst tatsächlich, dass ein Hundebiss durch das Auflegen von Hundehaaren geheilt werden könne. So heißt es in einem alten deutschen Reim: „Auf des Hundes Biss Hundshaar nit vergiss, und auf viel Wein lass Wein das beste Pflaster sein."

Später wurde dieser Vergleich nur mehr augenzwinkernd als Metapher gebraucht, so etwa in England, wo man bei einem morgendlichen „Hangover" den Rat gab: „Take a hair of the dog that bit you". Die gleiche Bewandtnis hatte es nach Karl Friedrich Wilhelm Wander (1803–1879), Deutschlands bedeutendsten „Parömiographen" (Sprichwortsammler), in deutschen Landen mit der Redensart „Hundshaare auflegen": „Wenn jemand sich berauscht hat, nimmt der Volksglaube an, dass der Katzenjammer nur durch dasselbe Getränk, von welchem zu viel genossen wurde, geheilt werden könne."

Und in neuerer Zeit handelt es sich dann in der Oberpfalz meist um Bier und nicht um Wein! Dort hatte die besagte Empfehlung ursprünglich folgende Form: *Af an Katznjamar mon ma Huntshaor aflegn* (Auf einen Katzenjammer muss man Hundshaare auflegen).

War dem „Schädelbrummen" nach reichlichem Alkoholgenuss aber wirklich auf diese Art beizukommen? Elsholtz hatte ja an der fraglichen Salernitaner-Regel schon Zweifel geäußert, wie später auch der Oberpfälzer Schreger in seinem „Speiß-Meister" aus dem Jahr 1766: „Die Salernitanische Schul giebt folgende Regul: ‚Wann der Nacht-Trunck dir thut schaden, Köpff und Magen übel auf, Morgens thu die Gurgel baden, Und dich wieder voll ansauff.' Das sagt die Schul Salernitan, Ichs aber nicht wohl rathen kann."

In der Tat ist diese Regel alles andere als ratsam, auch wenn ein alter Reim wie „Hast du Kater, nimm den Rat, trinke früh, was du trankst spat" sie bestätigt. Ein „Kater" resultiert indes aus einem alkoholbedingten Defizit an Flüssigkeit und Mineralstoffen, das zusammen mit dem beim Alkoholabbau entstehenden Chemiegiftstoff Acetaldehyd zu Erscheinungen wie Übelkeit und Kopfschmerzen führt. Insofern wird man diese am ehesten wieder los, indem man den Flüssigkeitsverlust durch Wasser und salzhaltige Speisen (z.B. Rollmops) wieder ausgleicht. Zusätzlicher Alkohol, sei es Bier oder Wein, wäre hier also kontraproduktiv.

Das erkannte man freilich schon im 18. und 19. Jahrhundert und empfahl bei „verstauchtem Magen (Katzenjammer)", „Magenhusten" bzw. „Vomitus matutinus potatorum (Katzenjammer)" oder „Magencatarrh (Kater)" saure Speisen wie Heringe oder riet zu einem guten Trunk frischen Wassers.

„Kater" hat hier übrigens nichts mit der männlichen Katze zu tun. Vielmehr handelt es sich dabei um eine von Leipziger Studenten im 19. Jahrhundert vorgenommene spaßhafte Umdeutung von „Katarrh". Die Bedeutung von „Kater" im Sinne von „Übelkeit durch übermäßigen Alkoholgenuss" – eine Bedeutung, die damals bisweilen auch schon das Ursprungswort „Katarrh" hatte – wurde durch den dafür bereits bestehenden Ausdruck „Katzenjammer" noch weiter verstärkt und ist so zum Allgemeingut geworden.

Das Wort „Katarrh" selbst wurde, so der Oberbayer Max Höfler, erst nach 1650 volkstümlich. Es kam vom lateinischen Fremdwort „catarrhus", das seinerseits auf das griechische Wort für „Herabfluss" zurückging. Das alte bairische Wort für einen Nasenkatarrh, mithin einen Schnupfen, war übrigens *Strauchen*. So heißt es bei Andreas Schmeller: „Die ‚Strauchen', bey gemeinen Leuten das, was bey Vornehmen der Schnupfen oder auch der Katarrh." Dazu führt er noch ein plastisches Beispiel an. So beklagte sich eine Dienstmagd bei der Hausfrau: „Gnädige Frau, I hob an Katarrh." Darauf bekam sie zu hören: „Was, du Bauerntrumpf, du willst gar den Katarrh haben, daß etwa die Huesten und die Strauchen nicht guet genueg ist für dich!" *Trumpf* war einst eine bairische Invektive im Sinne von „Tölpel", „ungeschickter Mensch", „Tolpatsch" bzw. „Trampel".

Eine andere Begebenheit zum Thema „Katarrh" fand ein Münchner 1850 so spaßig, dass er daraus ein Gedicht machte und es im „Münchener Anzeiger" abdrucken ließ. Es handelt von einer gewissen Marie, die ihn in der damaligen Vorstadt Au nach ihrer Bekannten Annamirl fragt und dabei als deren Erkennungsmerkmal angibt, diese habe einen Katarrh:

Wo wohnt da d'Annamirl, 'shatn Kathar?
„Kommt in d'Au, a kloane Frau,
mit an dicken Kopf, blank'n Zopf,
und as G'sicht, viereckicht,
hohe Stirn, ohne Hirn,
blaue Augn, zum verschaugn,
d'Nosen stumpf, wia ihra Rumpf,
kloan Mund, Kinn rund,
und af d'Frag: wer san denn Sie?
I! i bin d'Marie – sagt sie."

Als probates Mittel gegen den alkoholbedingten Kater galt aber nicht nur Wasser oder Saures; an erster Stelle wird hier oft der Schlaf genannt. Nicht von ungefähr spricht man ja davon, einen Rausch „auszuschlafen". Die Überzeugung kleidete man sogar in ein Sprichwort: „Der Schlaf ist der Selbstmord des Katers."

Aber auch sonst spielt der Schlaf für die Gesundheit bzw. das Wohlbefinden natürlich eine wichtige Rolle. Vertreter der „Humoralpathologie" glaubten, dass der Schlaf dem menschlichen Körper wieder notwendige Feuchtigkeit spende. Ansonsten stand der Ruheaspekt im Vordergrund: „Ohne Schlaf und Ruh nimmt der Leib nicht zu". Des Schlafes heilsame Wirkung betont zum Beispiel auch dieser bairische Hinweis: *Unter da Duckert wird ois wieda guat* (Unter der Bettdecke wird alles wieder gut).

Man sollte es bei der Schlafdauer aber nicht übertreiben: *Wer lang in' Bedd bleibt, wird dumm* (Wer lange im Bett bleibt, wird dumm). Im Rottal wurden Langschläfer denn auch mit folgendem Reim gewarnt: *Der Morgenschlaf ist süß, macht aber Hadern um die Füss'*. Mit *Hadern* sind „Lappen" bzw. „Lumpen" gemeint, wobei damit zum Ausdruck gebracht werden soll, dass der Morgenschlaf einen träge und stumpfsinnig mache. Schreger lieferte dazu 1753 eine Erklärung: „Warum schadet das allzu lange Schlaffen der Gesundheit? Antw. Weilen sich dardurch viel unreine Dämpffe im Hirn versamlen; und also die Lebens-Geister verunreinigen. Dahero sol der Mensch niemahls über 7 Stund lang schlaffen."

Genau das empfiehlt Landleuten ein längerer, von Josef Voment zitierter Spruch: *Wann kraht da Hahn, fang z' betn an – mach d' Stalltür auf, tritt an dein Lauf – schlagt's zwölfmal ,bim', zum Essn kimm – schleicht d' Katz zum Dach, sei nimma wach – und schlaf siebn Stund, na bleibst lang gsund* (Wenn der Hahn kräht, fange zu beten an, mach die Stalltüre auf, tritt an deinen Lauf. Schlägt es zwölfmal „bim", dann komm zum [Mittag-] Essen. Schleicht die Katze [nachts] zum Dach, sei nimmer wach; und schlafe sieben Stund', dann bleibst du lange gesund).

Diese Anleitung kann natürlich wegen ihrer Länge nicht als Sprichwort gelten, dessen Hauptcharakteristika ja gerade Kürze und Prägnanz sind. Wurden jedoch nur Teile davon verwendet, können diese durchaus sprichwörtlichen Charakter haben. Denkbar wäre das zum Beispiel bei den letzten zwei Zeilen. So lautet denn ein altes deutsches Sprichwort: „Der Schlaf bei sieben Stund' ist jung und alt gesund." Tatsächlich schlafen heute Erwachsene in Deutschland im Durchschnitt etwa sieben Stunden. Dass das allerdings für Junge und Alte gleichermaßen gelten soll, ist nicht nachvollziehbar. Eine weitergehendere Differenzierung ist zum Beispiel auch vom rastlosen Franzosenkaiser Napoleon Bonaparte (1769–1821) überliefert. Nach seiner Überzeugung brauchen Männer vier Stunden Schlaf, Frauen fünf und nur Idioten sechs.

Eine kurze Schlafdauer wird zudem in einem Ratschlag postuliert, der in Mayers „Baierschen Sprichwörtern" aus dem Jahr 1812 verzeichnet ist: *Zeitig ins Bett und zeitig aus dem Bette macht gesund, klug und reich.* Dieser aber geht, wie viele andere einschlägige Varianten, auf das englische „Early to bed and early to rise, makes a man healthy, wealthy and wise" zurück. Benjamin Franklin (1706–1790), Mitunterzeichner der amerikanischen Unabhängigkeitserklärung und Erfinder des Blitzableiters, war zwar nicht der Urheber des Spruchs, sorgte aber durch die Aufnahme in seine „Almanacs" für dessen immense Popularität. Dadurch kam es in Europa zu landessprachlichen Übertragungen dieses Reims, welche meist ebenfalls sprichwörtlich wurden.

In dem Spruch ist indes nicht nur die Rede davon, zeitig *aus*, sondern auch zeitig *ins* Bett zu gehen. Denn: *Dar airst Schlaof is dar beßt* (Der erste Schlaf ist der beste). Diese Aussage zielt offensichtlich auf den Schlaf vor Mitternacht, der jahrhundertelang als der gesündeste galt: „Eine Stunde Schlaf vor Mitternacht ist besser als zwei darnach". Die alte Schulmedizin erklärte das u. a. damit, dass die lebensspendende Sonne um Mitternacht am weitesten von der Erde entfernt und die Zeit davor für die menschlichen Ausdünstungen wie auch für erquickende Ruhe am günstigsten sei. Heute weiß man, dass für einen erholsamen Schlaf Tiefschlafphasen ausschlaggebend sind; der Zeitpunkt spielt dabei kaum eine Rolle.

Im alten Bayern spielte übrigens in den Schlafzimmern auch wohlige Wärme keine Rolle. Denn Mann, Weib und Kinder schliefen im „inneren Gemach", der Kammer. Und die Dienstmägde nächtigten in der sogenannten Menscherkammer, wo auch deren Truhen standen. Ein Ofen befand sich zum Beispiel Anfang des 19. Jahrhunderts nur in der „Gesindstube", dem gemeinen Wohnzimmer. Unter „Stube" verstand man jedes heizbare Zimmer, während eine „Kammer" keinen Ofen hatte. Mit *Menscher* bezeichnete man in diesem Zusammenhang weibliche Dienstboten. Bei denen fanden sich hie und da „Satthälse", während Bauernknechte mitunter eine „Wampe" hatten.

KROPF & WAMPE

Vorsicht, Schönheit ist vergänglich! Der Volksmund in Bayern drückte das sinnbildlich so aus: *Mit da Zeit ko ausm scheenstn Hois a Kropf wern* (Mit der Zeit kann aus dem schönsten Hals ein Kropf werden). Dass hier aber gerade der „Kropf" als Metapher für etwas Hässliches, Verunstaltetes dient, kommt nicht von ungefähr. Schließlich waren früher in manchen Gegenden Bayerns „Strumen", wie die krankhaften Vergrößerungen der Schilddrüse medizinisch korrekt heißen, sehr verbreitet.

So vermeldete der königliche Hofstabsarzt Wolfsteiner (1821–1915) um die Mitte des 19. Jahrhunderts, dass Kröpfe in Passau, Bodenmais und Berchtesgaden am üppigsten gediehen. In der Dreiflüssestadt seien nicht nur die „mannbaren Jungfrauen" oft „bleichsüchtig" (also an Tuberkulose erkrankt), es müssten auch zehn Prozent der Konskribierten, das heißt der eingezogenen Wehrpflichtigen, wegen Kropfleiden abgelehnt werden, wobei „nur größere Kröpfe, welche das Tragen von Kravatten und knappen Militärmonturen beschwerlich machen, Militäruntauglichkeit bedingen".

Und im nahen Bodenmais, heute der bedeutendste Fremdenverkehrsort im Bayerischen Wald, galt der Kropf gar noch im 20. Jahrhundert spöttisch als „Bodenmaiser Sportabzeichen", wozu sich die sprichwörtliche Frotzelei *Rengara Tröpf, Bomoissa Kröpf!* (Regener Tröpfe, Bodenmaiser Kröpfe!) gesellte. Wie Reinhard Haller in seinem Neckereienbüchlein „Aufzwickt" schildert, ist seinerzeit auch noch von den *kropfatn Eschpernzeja* die Rede gewesen. Das war ironisch auf die Bewohner von Elisabethszell (heute: Haibach-Elisabethszell, Lkr. Straubing-Bogen) gemünzt.

Desgleichen heißt es in einem alten, bei Adolf Eichenseer zitierten Schnaderhüpfl aus dem Alpenraum: *Buama, spuits auf und Ramsauer, geht's weg! Jetz kemman d'Berchtesgådner, då schludern de Krepf* (Männer, spielt auf und Ramsauer geht weg! Jetzt kommen die

Berchtesgadner, da schlottern die Kröpfe). Und für die alpenländischen Nachbarn hatte man natürlich ein ähnliches Gstanzl parat: *Man staunt, daß Gottes Schöpferkraft in Öst'reich so vuj Kröpf erschafft.*

Wie es aber nun tatsächlich zu Kröpfen kommen konnte, wusste man sich nicht so recht zu erklären. So schrieb Wolfsteiner, dass „die Frage um die Ursache des endemischen Kropfes" erst noch gelöst werden müsse. Denn es ließen sich zum Beispiel keine abnormen Zustände oder Eigentümlichkeiten nachweisen, die allen Orten gemeinsam wären. So lägen etwa Berchtesgaden und Passau in tiefen, feuchten Tälern, Bodenmais aber nicht. In Berchtesgaden gebe es eine zu geringe, in Bodenmais eine hinlängliche und in Passau eine eher zu reichliche Luftbewegung. Und die Bodenmaiser wie Berchtesgadener seien arm, die Passauer hingegen wohlhabend.

Daher gaben seinerzeit die neuesten Forschungen auch einem gewissen „Miasma" die Schuld, wobei es sich um einen Dunsthauch, der in manchen Gegenden angeblich durch die Luft oder Speisen und Getränke in den menschlichen Körper gelange, handelte. Damit griff die damalige Schulmedizin auf einen Erklärungsversuch zurück, der schon zu Pestzeiten (vgl. „verpestete Luft") wiederholt vorgebracht worden war.

Ein namhafter Gegner der alten, Galen'schen Schulmedizin, nämlich Paracelsus (1493–1541), ist da schon anderer Ansicht gewesen. Er hatte behauptet, dass Kröpfe auf das Trinken von erzhaltigem bzw. mineralischem Wasser zurückzuführen seien. Ein Glaube, der im Volke viele Anhänger fand. So führten die Bauern im Alpengebiet Kröpfe auf den Genuss von Bergwasser zurück. Und im Bayerwald gab es im Zentrum von Bodenmais auf einer Anhöhe eine Brunnenquelle, die die Bodenmaiser „Kropfbrunnen" nannten. Sie glaubten, dass die vielen Kropfträger unter ihnen ihre „Satthälse" einem Trunk aus diesem Brunnen zu „verdanken" hätten. In Wirklichkeit ist ein Kropf, wie wir heute wissen, auf einen ernährungsbedingten Jodmangel zurückzuführen.

Die Unglücklichen, die es damals traf, hatten darunter natürlich sehr zu leiden. Das „einfache Volk" nahm dabei kein Blatt vor den Mund und griff nicht selten zu unverblümten, derben Aussagen ohne jedwede Rücksicht oder Feingefühl. So kursierte zum Beispiel in der Oberpfalz folgender Spottreim: *A buglads und kropfads Wei is hint und voarn voaras dabei* (Ein buckliges und kropftragendes Weib ist hinten und vorne an vorderster Stelle dabei).

Anderswo in Bayern war man ebenfalls nicht besonders feinfühlig: *Der schönsten Kuah hängt ma d' Glocken um', hams zur Kropfaten gsagt* (Der schönsten Kuh hängt man die Glocken um, haben sie zur Kropfträgerin gesagt). Damit zog man einen Vergleich zu einem Brauch beim Viehscheid bzw. Almabtrieb.

Laut Max Höfler ist in Oberbayern ein weiterer einschlägiger Wellerismus, also ein Sagte-Sprichwort, in Umlauf gewesen: *Wenn die Wadel g'recht sein sollen, so müssen sie so dick wie der Hals sein, sagen die kropfigen Bauernmädchen.* Hier steht *g'rechte Wadel* für „richtige Waden".

Überhaupt ist und war der „Kropf" in Bayern oft Bestandteil von Sticheleien oder anzüglichen Bemerkungen. *Schmecks, Kropfater!* pflegt(e) man zu sagen, wenn man keine Lust hatte, eine Frage zu beantworten. Hier bedeutete „schmeck es" also weniger „riech es", sondern: Komm selber drauf! Errate es selber! Franz Ringseis (alias Prof. Anton Neuhäusler) nennt in seinem Redensartenbüchlein noch eine erweiterte Variante aus seiner Heimatregion: *Schmecks, Kropfater von Sauerlach, wenns d a Hundsnasn hast!* (Schmeck es, Kropfiger von Sauerlach, wenn du eine Hundsnase hast!). Die Gemeinde Sauerlach bei München firmiert oft als „Tor zum Bayerischen Oberland". Eine andere oberbayerische Version lautet: *Schmeck's Kropfata, nachat woaßt as, Bucklata* (Riech es, Kropfträger, dann weißt du es, Buckliger).

Selbstverständlich versuchten diejenigen, die seinerzeit *das Zapferl ausbarzt*, also einen Kropf bekommen hatten – *ausbarzen* bedeutete dabei so viel wie „herausdrücken, zum Hervorstehen bringen" und mit dem *Zapferl* war das Gaumenzäpfchen gemeint –, diesen wieder loszuwerden. Dabei setzte man auf unzählige volksmedizinische Mittel, u. a. Dachs-, Aal-, Kamm- oder Gänsefett.

In der Landshuter Gegend empfahl man einst auch, an drei aufeinanderfolgenden Nächten aufzustehen und drei Vaterunser für die armen Seelen zu beten. Helfen sollte das allerdings nur bei abnehmendem Mond. Offenbar stellte man hier einen Zusammenhang zwischen dem abnehmenden Kropf und dem abnehmenden Himmelsgestirn her.

Ein anderes „zuverläßiges Mittel gegen die Kröpfe" wurde im „Churpfalzbaierischen Intelligenzblatt" vom November 1787 empfohlen. Danach sollte ein Trank aus in Wasser gekochter Badeschwamm-Asche, vermischt mit Pomeranzenschalen oder Zimmetsaft, Abhilfe schaffen. In dem Zusammenhang vergaß man auch nicht, auf gesundheitsschädigende Wirkungen eines „Satthalses" hinzuweisen: „Ein Kropf ist nicht allein in Rücksicht der äusserlichen Gestalt, ein sehr unangenehmes Uebel, sondern hat auch, indem diese schwere Bürde die Gefässe drückt, auf den Lauf des Blutes, das Athemholen, mithin auf die Gesundheit des Menschen überhaupt, den schädlichsten und betrübtesten Einfluß." In der Tat glaubte man, die Drüsenschwellung könne gleichermaßen durch Anstrengung, Ärger und damit verbundenes Anhalten des Atems verursacht werden. Das verdeutlicht die sprichwörtliche Aufforderung: „Sag's raus, sonst gibt's en Kropf".

Halfen nun all die angewandten Mittel nichts, so konnte man sich immer noch an die entsprechende Schutzheilige wenden: die heilige Balbina. Angeblich war diese ja selbst auf wunderbare Weise von einem Kropf geheilt worden.

Hatte deren Fürsprache aber nichts genützt, war nach altem Volksglauben trotzdem nicht alle Hoffnung verloren. Denn Kröpfe stufte man vielfach – wie einst jegliche Krankheit – als von Gott geschicktes Übel ein. Und vermochten dagegen nicht doch diejenigen, die ausdrücklich „von Gottes Gnaden" herrschten, etwas auszurichten? Unter den Regenten waren natürlich die höchsten Instanzen gefragt, wie etwa Kaiser und Könige. So suchten etwa Habsburger Herrscher des Mittelalters Kropfträgern zu helfen, indem sie ihnen aus ihrer Hand zu trinken gaben. Die Hände spielten auch bei den Königen von Frankreich und England, denen man ebenfalls die Fähigkeit zusprach, Kropfige zu heilen, eine Rolle.

Nach Johann Heinrich Zedlers „Universal-Lexicon" von 1737 berührte der französische König die vor ihm knienden Patienten mit der rechten Hand an der Stirn und sagte dabei: „Der König rührt dich an, Gott heilt dich." Angeblich hat so der Sonnenkönig Ludwig XIV. im Jahr 1654 3.000 Kropfleidende zu heilen vermocht.

In England, wo ein Kropf ja bezeichnenderweise den Beinamen „the king's evil" hatte, berührte der König die Wangen der Erkrankten, während ein Priester Bibelstellen zitierte. Danach bekam jeder Patient vom Monarchen noch eine goldene Medaille um den Hals gehängt. In Zedlers Lexikon heißt es zu den beiden Verfahren: „Die Würckung der Cur ist diese, daß nicht eben alle, jedoch aber die meisten Patienten bald hernach zur Gesundheit gelangen, und will man solches fast insgemein der starcken Einbildung des Patienten zuschreiben."

Man ging also damals bei einer Besserung eher von einem Placebo-Effekt aus. In Deutschland konnte sich dann Ende des 19. Jahrhunderts Karl Friedrich Wilhelm Wander nicht den ironischen Hinweis verkneifen, dass wohl die Herrscher Frankreichs diese spezielle Fähigkeit verloren hätten, seit sie nicht mehr von Gottes, sondern von Volkes Gnaden regierten.

Von Bayerns Herrschern ist eine derartige Fähigkeit nicht überliefert. Und so behalf man sich eben auf andere Weise. Frauen versuchten etwa, Strumen durch textile Kropfbänder zu kaschieren. Insbesondere aber kam ihnen im 19. Jahrhundert die süddeutsche Frauentracht zupass, bei der besondere Hals-Schmuckstücke nicht fehlen durften. Bei diesen Zierketten handelte es sich um Kettenhalsbänder, bestehend aus „mehrgängigen" Silberketten. Diese Halsbänder nannte man bezeichnenderweise „Kropfketten". Die aber wurden als unverzichtbares Modeaccessoire üblicherweise auch von Nichtbetroffenen getragen.

Mit einem Kropf hatte übrigens die bairische Redensart *d'Hoiskrankat hobn* (die Halskrankheit haben) nichts zu tun. Das war

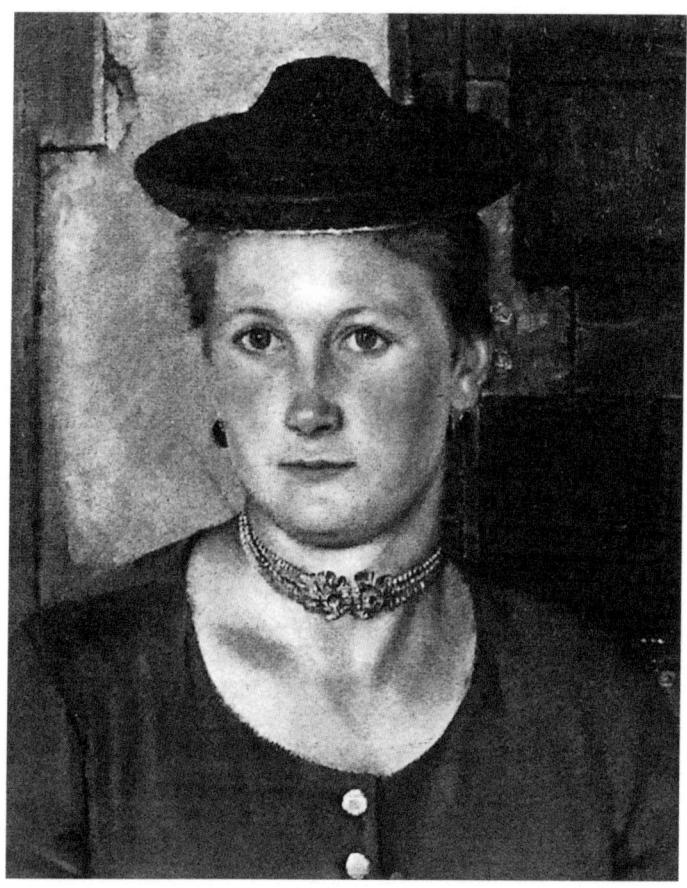

Eine Oberbayerin mit dem typischen Modeaccessoire der süddeutschen Frauentracht des 19. Jahrhunderts: einer Kropfkette

vielmehr die ironische Feststellung, dass der Betreffende gar nicht genug Orden um den Hals haben konnte, also sehr viel Wert auf Auszeichnungen legte.

Wo aber Kröpfe die Norm waren, galten die Kropflosen als merkwürdige Geschöpfe. So soll sich einst ein Bub bei einer Wallfahrt nach Neukirchen b. hl. Blut (Lkr. Cham) gewundert haben, dass die anderen Pilger keine Kröpfe hatten. Daraufhin meinte seine Mutter:

„Loch net, Bou, hama frouh, daß ma mir grede Glieder hamand!"
(Lach nicht, Bub, seien wir froh, dass wir gerade Glieder haben!).

Von der Ausbuchtung oben nun zur Ausbuchtung weiter unten: der sogenannten *Wampe*. Der schriftstellernde Mönch Odilo Schreger aus der oberpfälzischen Benediktinerabtei Ensdorf berichtete dazu im Jahr 1766: „Friß und sauff, ist jetziger Lebens-Lauff [...]. Da frist man, daß die Wampen zerspringen möchte."

Für dicke Männer, die *a gscheidö Wampn* haben, also einen sehr großen Bauch, kursiert in Bayern noch heute die Bezeichnung *Gwamperte*, während man einst auch von *Pfnausern* sprach. Das mittlerweile ausgestorbene *pfnausen* bedeutete so viel wie „schnauben" und so definierte Johann von Delling 1820 *Pfnauser* wie folgt: „Ein dicker, fetter Mensch; denn diese schnauben gemeiniglich laut, wenn sie sich ein bischen anstrengen."

Ein weiterer bairischer Begriff für einen „Vielfraß" war bis ins 19. Jahrhundert hinein *Bampfer*, also einer, der *bampft*, mithin viel isst. Das Synonym *Schlauderaff* ist noch in der Wendung *Der frisst wia-r-a Schlauderaff* zu finden. Die Wortgeschichte von *Schlauderaff*, so der Dialektologe Ludwig Zehetner, führt wohl vom mittelalterlichen „sluraffe" (faulenzender Affe) über „Schlaraffe" (vgl. Schlaraffenland) und „sluderaffe" (schludern/schlaudern) schließlich zu *Schlauderaff*.

Wie jemand zu einem *Schlauderaff* wird, verrät ein früher populärer Spruch: *A Fraoß wird niad geburn obar afzuagn wird ar* (Ein Fraß [gefräßiger Mensch] wird nicht geboren, aber aufgezogen wird er). Zur Reimvariante *Es wird koan Fraß gebohrn, er wird nur erzogn* meinte der kurfürstliche Hofkriegsrats- und Malteserordenssekretär Andreas Zaupser: „Gefräßigkeit ist kein Fehler der Natur, sondern der Erziehung".

Ein Zuviel an Nahrungszufuhr musste dann ja, so die allgemeine Anschauung, zu einer Wampe führen, wobei die korrelierenden Ausdrücke *Bierwampn* und *Knedlfriedhof* kursieren – je nach den angenommenen Ursachen.

Zum anderen heißt es sprichwörtlich *Schlampert macht wampert*. Das ist in der Form *Schlampet macht wampet* bereits 1820 bei Delling

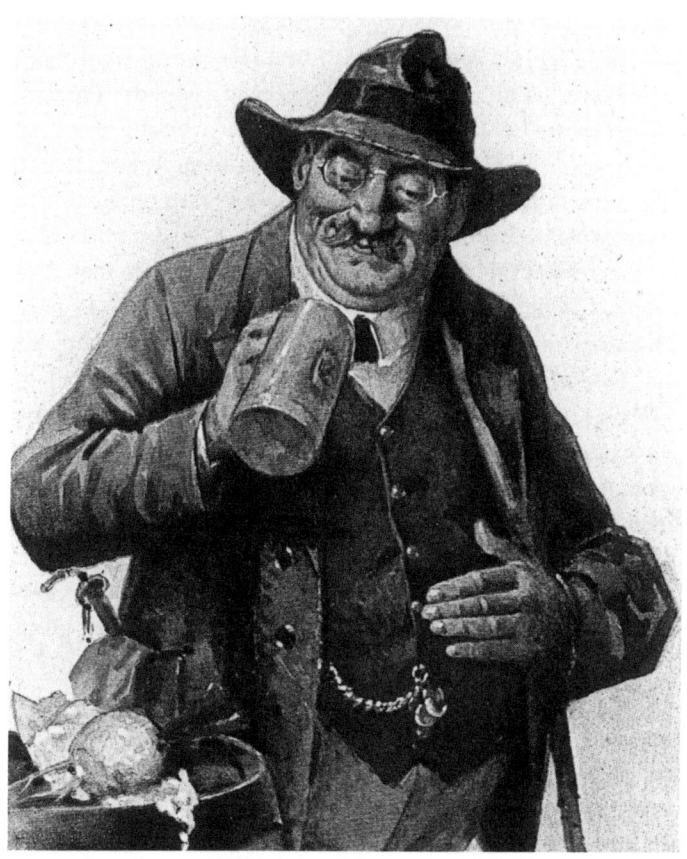

**Ein Bayer, der Speis und Trank offenbar zu sehr zugesprochen hat:
ein** *Gwamperter*

verzeichnet, der dazu folgende Deutung liefert: „Wer viel ißt, wird
dick und fett." Das Dickwerden führt man also auf „Schlampig-
keit" beim Essen zurück. *Schlampet* hängt hier mit *schlampen* zusammen, was Schmeller als „gierig und unreinlich essen" umschreibt.
Und das man ebenso als „geräuschvoll in sich hineinschlingen" bezeichnen könnte.

Dass fürs Übergewicht auch mangelnde Bewegung verantwortlich ist, hat man natürlich nicht erst heute erkannt. So steht im

„Poetischen Medicus" von 1730 geschrieben: „Der Leib ist ungesund, der kein [sic] Bewegung hat." Und 1776 warnte der Niederbayer Franz Joseph Oswald: „Ohne Bewegung wird der Kreislauf langsamer, das Geblüt nicht genug verdünnet, die Säfte fangen zu stocken an, die festen Theile erschlappen, der Mensch wird fett und aufgedunsen, alle Verrichtungen des Leibes werden gehindert und oft ein schneller Tod hervorgebracht."

Andererseits meinte Johann Nepomuk Feiler im Jahr 1821: „Das ‚Laufen' paßt bloß für Kinder. Erwachsne sollten sich dessen gänzlich enthalten. Für diese ist es zu anstrengend, und erschöpfend, und in mancher Hinsicht gefahrvoll."

Dieser Aussage pflichten heute die Oberbayern mit dem folgenden Spaß-Spruch bei: *Ma soi nia laufn, wemma geh ko, nia geh, wemma steh ko, nia steh, wemma sitzn ko, nia sitzn, wemma liegn ko* (Man soll nie laufen, wenn man gehen kann, nie gehen, wenn man stehen kann, nie stehen, wenn man sitzen kann, nie sitzen, wenn man liegen kann). Allerdings gibt es dazu auch einen ernstgemeinten, gegenteiligen Vierzeiler, der lange in Umlauf war: *Drei Ding sind gsund: wenig eß dein Mund, üb' dich alle Stund, lauf wie ein Hund.*

Gar nichts im Bauch zu haben, ist aber fürs Üben und Laufen weniger gut: *Mit leerer Wampen ist nicht gut gampen. Gampen* steht hier für „umherspringen, in steter Bewegung sein" und hängt wortgeschichtlich mit dem englischen „jump" zusammen. Und mit *Wampe* ist natürlich das englische Wort „womb" für die Gebärmutter, das zugleich für „Mutterschoß" stehen kann („from womb to tomb"), sprachlich verwandt. Und auch das Althochdeutsche „wamba" hatte die Bedeutung von „Bauch, Mutterschoß".

Träger der sprachlich verwandten *Wampe* im Bairischen sind hingegen ausschließlich Männer, bei denen „leider manchmal", so Georg Queri, das „Wampnstupfen" (Bauchstechen) vorkomme, vorgeblich in Niederbayern.

Für korpulente Frauen hingegen kursierten die Ausdrücke *Zumpfl* (Oberpfalz, eigentlich „dicke Wurst") bzw. *Blunzn* (u. a. Bayerischer Wald). Letzteres ist primär eine Schweinsblase, eine *Sau-*

bloder – die vielen Landkindern in Bayern noch bis in die 1960er Jahre als Fußballersatz diente – oder eine Blutwurst.

Die alten bairischen Ausdrücke *a dicke Bloda/Blada* (eine dicke Blatter, Bloder, Blosn) oder *a dicke Brenten* (insbesondere bezog sich das auf das weibliche Hinterteil, bezeichnete aber gemeinhin einen weiten Bottich) sind mittlerweile aus der Mode gekommen. Höchstens ein alter Spruch wie *A fette Gans wead säitn oid* (Eine fette Gans wird selten alt) wird heutzutage noch in übertragener Bedeutung und auf ungalante Weise mit „vollschlanken" Frauen in Verbindung gebracht. Früher griff man hier noch des Öfteren zu einem nicht minder despektierlichen Vergleich: *De hod an Oarsch wiar a Bräuross* (Die hat einen Arsch wie ein Bräuross).

Spindeldürre bzw. zaundürre Weibsbilder bezeichnete man u. a. als *Gschpindige* oder *Heigeign*. Letzteres war eigentlich der Name für ein Holzlattengestell, worauf das gemähte Gras getrocknet wurde. In der Oberpfalz soll sich der Ausdruck *Haageing*, angeblich in Anlehnung an den „Wiesbaum", auch allgemein auf einen „baumlangen, hochgewachsenen Menschen" erstrecken. Der „Wiesbaum" bzw. „Wischbaum", oberpfälzisch einst *Roiddlbaam* (*roiddln* = festzurren) genannt, war die lange Holzstange, die man zur Befestigung oben auf einen vollen Heuwagen legte.

„Dick" wird übrigens im Bairischen oft mit *foast/foist* bzw. *feist* wiedergegeben; zum Beispiel lautete einst ein beliebter Vergleich für einen „Dickwanst" *feist wiara Bagonersau*. Letztere waren hochgemästete Schweine, die im 19. Jahrhundert aus dem ungarischen Bakonyerwald (heute: Bakonywald) importiert wurden.

Das (geräucherte) Bauchstück eines Schweins, eine kulinarische Delikatesse, nennt man übrigens in Bayern *Wammerl*. Damit schließt sich hier der etymologische Kreis, denn dieser Ausdruck gehört natürlich zur Wortfamilie von *Wampe*, „womb" etc.

Mit *Wammerl* wären wir bei Nahrungsmittel angelangt, wobei zunächst auf Speis und Trank im Allgemeinen eingegangen werden soll.

SPEIS & TRANK

Im Jahr 1789 äußerte sich der Landesakademie-Professor Andreas Zaupser zur banalen Feststellung *Essn und Dringa hoit Leib und Säi zsamm* (Essen und Trinken hält Leib und Seele zusammen) wie folgt: „So sagen die Baiern, wenn sie sichs [sic] brav schmecken lassen." Und 1875 bestätigte das Josef Schlicht: „Der weißblaue Bauer schwört nämlich zum Wahlspruche: ‚Ess'n und Trinka halt Leib und Seel z'samm'."

Hier galt es aber bei den Mengen zu unterscheiden: *Zum Essn schlecht trinkn, zum Trinkn guat essn – lasst an Dokta vagessn* (Zum Essen schlecht [wenig] trinken, zum Trinken gut [viel] essen – lässt einen den Doktor vergessen). Trinkt man beim Essen gar zu viel, so die damalige Ansicht, schwimmen nämlich die Speisen im Magen und können von diesem nicht recht „verkocht" werden. Insofern hielt man übermäßiges Trinken beim Essen für gesundheitsschädlich. Oft und wenig trinken wurde hingegen bei Mahlzeiten gutgeheißen, da damit der Magen zur Genüge „angefeuchtet" wurde. Trank man aber zu wenig, lief man Gefahr, dass die Speisen im Magen „vertrocknen".

Im Bairischen heißt es aber auch: *Liawa zvui gessn ois zweng trunga!* (Lieber zu viel gegessen als zu wenig getrunken!). Dass man beim Essen das Trinken nicht vergessen soll, das empfahl man zudem mit *Auf'n guten Bissen g'hört ein guter Trunk.*

Das „Beißen" ist dabei von größter Wichtigkeit, wie ein volkstümlicher Rat aus dem Bayerischen Wald betont: *Net fressn, zerscht beißn, net beißn, zerscht belln!* (Nicht hinunterschlingen, zuerst kauen, nicht beißen, zuerst bellen!). Während der zweite Teil des Spruchs sich ganz klar auf Hunde bezieht, entspricht der erste natürlich der allseits bekannten Formel: „Gut gekaut ist halb verdaut". Dafür haben die Bayern aber noch eine derbere Version parat: *Guat bissn is halbert gschissn* (Gut gebissen ist halb geschissen). Dazu nahm Odilo Schreger 1753 wie folgt Stellung: „Warum soll man langsam essen, und alles wohl käuen. Antw. Weil dardurch die Speisen desto leichter können verkochet werden. Dann jemehr die Speisen mit den Zähnen zermalen werden, desto ehender können sie im Magen zerweichen; und folgsam desto leichter verkochet werden."

Zu einer Mahlzeit sollte man sich überdies nicht drängen lassen, bevor man Hunger und Durst verspürt, und auch rechtzeitig aufhören. Der bairische Volksmund kleidete das in folgende Formen: *Zum Essn und Betn soll ma neamd nötn* (Zum Essen und Beten soll man niemand nötigen) bzw. *Wer trinkt ohne Durst und isst ohne Hunger, der stirbt noch als junger* und *Wenn einem das Essen am besten schmeckt, muss man aufhören.*

Dass man vom Tisch aufstehen soll, bevor man satt ist, dazu riet schon die arabische Medizin. Im Bayern des 13. Jahrhunderts befürworteten das u. a. der große Universalgelehrte und Regensburger Bischof Albertus Magnus (1200–1280) sowie sein zeitweiliger Gehilfe, Berthold von Regensburg (1210–1272). Letzterer, der bedeutendste Prediger des deutschen Mittelalters, geißelte Unmäßigkeit im Essen und Trinken vor allem aus theologischer und weniger aus medizinischer Sicht. Schließlich ist Völlerei im Katholizismus eine der sieben Todsünden.

Vor einem Übermaß an Speis und Trank warnt denn auch der Spruch: *Was die Gurgl sündigt, muaß es Maul vadriaßn – was da Bauch sündigt, muaß da Arsch na büaßn* (Was die Gurgel sündigt, muss das Maul verdrießen – was der Bauch sündigt, muss der Arsch büßen). Die Oberpfälzer benutzten anscheinend nur den zweiten Teil des Vierzeilers: *Wos dar Bauch onfangd, mouß dar Oarsch böyßn.* In hochdeutscher Form wird diese Erkenntnis sprichwörtlich etwas anders ausgedrückt: „Mund und Magen nehmen einander beim Kragen". Das heißt, wenn der Mund isst, was ihm schmeckt, hat der Magen dann darunter zu leiden.

Ob eine Mahlzeit nun reichhaltig war oder nicht, man sollte sich hier auf jeden Fall tierisches Verhalten zum Vorbild nehmen: *Is der Vogl schwarz oder weiß, rast er a Stund nach seiner Speis!* (Ist der Vogel schwarz oder weiß, er rastet eine Stunde nach seiner Speis!). Dieser

Reim aus dem Bayerischen Wald entspricht dem gemeindeutschen „Alle Tierlein sind so weis', sie ruh'n ein' Weil' auf ihre Speis'".

Waren aber Eier oder Salat Bestandteil der Speise, so sollte man danach unbedingt viel trinken: *Auf ein Ey gehört ein Trunk, und auf einen Apfel ein Sprung* (Auf ein Ei gehört ein Trunk und auf einen Apfel ein Sprung [Gang zum Abort]) bzw. *Ein Trunk auf den Salat Schad't dem Doktor ein' Dukat; Ein Trunk auf ein Ei Schad't dem Doktor zwei* [der Dukaten war eine gebräuchliche Goldmünze].

Man glaubte also, dass Salat und Eier schwer verdaulich wären. Für den Kopfsalat stimmt das natürlich nicht. Im Gegenteil: Nahrungsmittel tierischer Herkunft sind allemal schwerer zu verdauen als Salate oder anderes Gemüse. So schrieb denn auch Johann Nepomuk Feiler 1821 über den Gartensalat: „Er ist leicht verdaulich, ziemlich nahrhaft, kühlend, anfeuchtend, und verursacht dabei keine Beschwerden in der Verdauung."

In Frankreich teilte man indes die im deutschen Vierzeiler enthaltene Ansicht über den Salat und empfahl als Getränk naheliegenderweise Wein: „Qui vin ne boit après salade est en risque d'être malade" (Wer auf Salat keinen Wein trinkt, riskiert krank zu werden). Dort hielt man aber auch einen einzigen Trunk auf ein Ei beileibe nicht für ausreichend. Es sollten dabei schon (zugegebenermaßen wohl hauptsächlich aus Reimgründen) neun sein: „Après l'oeuf, combien de fois boire? Neuf" (Wie oft soll man auf ein Ei trinken? Neunmal). Neun war im Volksmund überhaupt eine magische Zahl, die gewiss etwas damit zu tun hat, dass die Natur für das größte Wunder beim Menschen, die Schwangerschaft, neun Monate benötigt.

Bei den Eiern, mit denen im alten Bayern die sogenannten *Tragla* oder *Karner* handelten, geht nun Feiler wieder mit den erwähnten Sprüchen – zumindest zum Teil – konform: „Eigentlich sollte man von hart gesottnen Eiern das Weisse niemals essen, sondern nur den Dotter, und dieser fordert dann einen sehr thätigen Magen, daher man nie viel davon geniessen darf." Darauf zu trinken, wäre also ganz in seinem Sinne gewesen.

Im Hinblick auf harte Eier weiß übrigens Franz Xaver Schönwerth 1859 noch von einem ländlichen Aberglauben in der Oberpfalz zu berichten: „Der Bauer kann die Bäuerin ärgern, wenn sie Eyer hart sieden will, indem er – testiculos suos – in die Hand nimmt; die Eyer werden dann nicht hart. Die Bäuerin kann sich aber rächen, wenn sie mit dem Kochlöffel in die Pfanne schlägt: dann trifft es den Mann am bewußten Orte, und vertreibt ihm für die Zukunft die Lust an solchem Spasse".

Eier sollte man zudem alsbald verzehren: „Alte Eier, alte Freier, alter Gaul sind meistens faul" bzw. *D'Jungfraun und d'Oar darf ma net z'lang aufheben* (Jungfrauen und Eier darf man nicht zu lange aufheben). Zum Ausdruck *Oar* schrieb Johann von Delling 1820 bezüglich eines Rezensenten von Zaupsers „Baierischem Idiotikon", der darin das Wort „„A' welches ‚Ei' bedeute", vermisste: „Er verrieth dadurch, daß er kein Baier ist und die baierische Mundart nicht richtig im Ohre gefaßt hatte, welches einem Nicht-Eingebohrenen bei jedem Dialecte so leicht begegnet. Der Baier sagt in dem seinigen nicht ‚a', sondern ‚Oa', oder noch gewöhnlicher ‚Oar'."

Wie auf ein Ei galt es, einem deutschen Sprichwort zufolge, auch auf Schweinefleisch zu trinken, und zwar Wein: „Auf Schweinefleisch trink guten Wein, willst du bei guter Gesundheit sein". Der Reim geht auf eine Salernitaner-Regel zurück, der augenscheinlich die alte Ansicht, dass Schweinefleisch das am schwersten zu verdauende Fleisch sei, zugrundelag.

Bei den Bayern sorgte aber eher die traditionelle Beilage zum Schweinebraten für Magenprobleme: *D'Liab druckt's Herz und der Knödl an Magen* (Die Liebe drückt aufs Herz und der Knödl auf den Magen).

Die Knödel, von Einheimischen *Kned(e)l* ausgesprochen, was wissenschaftlich einer „Entrundung" gleichkommt, waren derart charakteristisch für altbayerische Leibgerichte, dass die Bayern früher despektierlich als „Knödelbayern" bezeichnet wurden. Und ein *Knedlzähler* war ein bairisches Synonym für „Geizhals". Es bezeichnete einen Knauser, der genau darauf achtete, dass seine

Dienstboten (bei den Bauern *Ehhalten* genannt, von „Eh" = Vertrag und „Hold" = Dienstkraft) nicht zu viele Knödel verzehrten. Wer hier des Guten generell zu viel tat, hatte dann möglicherweise nicht nur Verdauungs-, sondern auch Gewichtsprobleme und lief Gefahr als Fettwanst *Knedlhenka* genannt zu werden.

Einen Knödel – anderswo als Kloß bekannt – definierte Delling 1820 so: „Eine Speise in Form einer Kugel, welche aus Mehl, Semmeln, Gries usw. bereitet seyn kann. Es giebt Semmelknödel, Griesknödel, Mehlknödel". Hier könnte man u. a. noch Leberknödel oder Kartoffelknödel hinzufügen. Letztere nennt man in der Oberpfalz *Erdepflschbouzn,* wobei „Schbouzn/Spouzn" mit „Spatzen" (Vögel) gleichzusetzen ist.

Die „Knödelstadt" par excellence war ehedem das niederbayerische Deggendorf. Dort erinnert heute noch eine Knödelwerferin als Brunnenfigur an eine alte Sage und an Deggendorfs alten Beinamen „Knödelstadt". Dazu meinte Heinrich Reder im Jahr 1861 im Hinblick auf die Ernährung der Bayern: „Die Mehlspeisen bestehen aus Knödeln, von denen die der Deggendorfer wegen ihrer Größe, da ein einziger für eine ganze Familie sammt Gesinde hinreichend, einen gewissen Ruf erlangt haben."

Schon vorher hatten zwei berühmte Reisende zu den bayerischen Mehlspeisen bzw. den Knödeln Stellung bezogen. Zum einen der bekannte Reiseschriftsteller Christoph Friedrich Nicolai (1733–1811) in seiner „Beschreibung einer Reise durch Deutschland und die Schweiz" von 1781: „Die Mehlspeisen, Knödel, Wespennester, Dampfnudeln u. d. gl. sind äusserst gemein, und werden von den Baiern für besondere Leckerbissen gehalten [...] aber die gemeinen bairischen Knödel und andere Mehlspeisen sind nicht für einen niedersächsischen Gaumen." „Gemein" ist hier gleichbedeutend mit „verbreitet", „gang und gäbe".

Und der als „Deutscher in Deutschland reisende" Satiriker Carl Julius Weber schrieb in den 1820er Jahren zum „Baier" als solchen: „Cartoffeln gibt er lieber seinen Schweinen, und zieht Knötel, Dampfnudel, Wespennester, Bauchstecherl und fette Mehlspeise

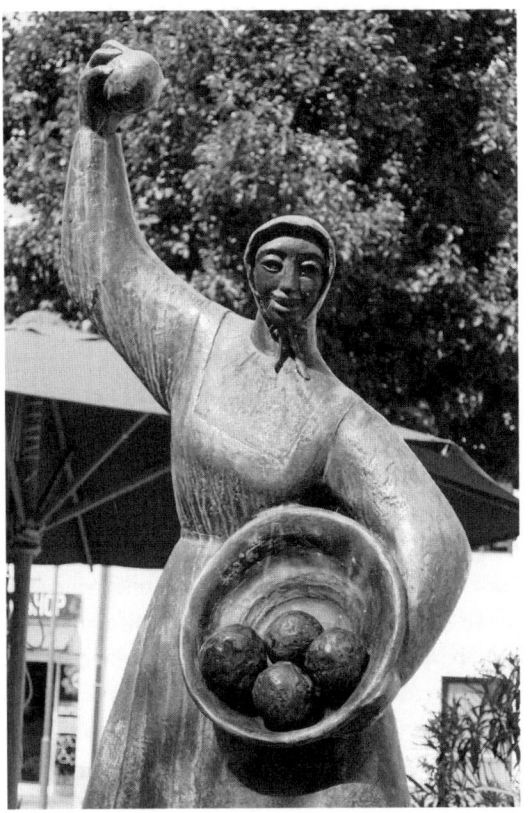

Deggendorfs berühmte Sagengestalt, die „Knödelwerferin"

vor, er frißt sich knöteldick, und trinkt viel Bier dazu, und nun frage man noch, warum er faul und phlegmatisch sey?" „Wespennester" und „Bauchstecherl" waren seinerzeit Bezeichnungen für bestimmte Backwaren und „Knötel" steht hier natürlich für Knödel.

Soweit einschlägige Aussagen zu Essen und Trinken im Allgemeinen sowie zum „Knödelland Bayern". Um einzelne Nahrungsmittel und Getränke geht es in den folgenden fünf Kapiteln.

BROT & WASSER

Um die Mitte des 18. Jahrhunderts schrieb der oberpfälzische Bene-
diktinerpater Odilo Schreger in seinem „Speiß-Meister": „Zu jeder
Speiß, und zu jedem Trunck soll man Brod essen. Das ist gesund;
dann das Brod stärcket den Magen, daß er solches desto besser ver-
kochen kann. Bier und Brod, macht Backen roth."

Nach altem Volksglauben, der sich auch in der Sprichwort-
variante „Beckenbrot macht die Backen tot, Bauernbrot macht die
Backen rot" findet, war schwarzes Brot (Bauernbrot) gesünder als
weißes (Beckenbrot). So lautet denn ein Rat der alten Bayern:
Schwarzes Brot macht Wangen rot. Diese Meinung teilte der niederbayerische Mediziner Johann Nepomuk Feiler 1821 nicht unbedingt:
„Weisses Brod liefert der Weizen und Dünkel, schwarzes das Korn
oder der Roggen. Das beßte ist das Weizenbrod."

In dem Zusammenhang erwähnt Feiler noch eine „allgemeine
Regel", die sich sowohl auf Schwarz- wie Weißbrot erstrecke. Brot
dürfe „niemals [...] gleich vom Ofen her, und so lange es noch warm
ist" gegessen werden: „Man kann darüber des Todes sein." Der
deutsche Volksreim „Frisch Brot ist dem Magen sein Tod" scheint
ihm recht zu geben. In der Tat kann frisches Brot u. a. zu Blähungen
führen. Diese sind aber meist harmloserer Natur, doch waren sie
wohl der hauptsächliche Grund, warum schon Avicenna, der Ver-
mittler der antiken Medizin im Abendland, den Verzehr warmen
Brots ausdrücklich verbot und dann auch die Hohe Schule zu Salerno im 12. Jahrhundert davon abriet: „Panis non calidus" (Brot nicht
warm). Feiler folgte also zu Anfang des 19. Jahrhunderts noch den
Warnungen der alten Schulmedizin. Dass der Volksmund sich dem
anschloss, dürfte hingegen darin begründet sein, dass statt auf Neu-
gebackenes zuerst auf die noch vorhandenen Altbestände dieses
wertvollen Grundnahrungsmittels zurückgegriffen werden sollte.

Dabei war verschimmeltes Brot keineswegs tabu: *Wer alt werden
will, muss viel schimmeliges Brot essen.* Den Rat gab man in Bayern

wohl aus praktischen und pekuniären Erwägungen: Wenn man selbst schimmelig gewordenes Brot aufzehrte, sparte man sich vorerst Geld für neues Brot. Die nachteiligen Folgen für die Gesundheit kannte man ja noch nicht. Dass derjenige aber tatsächlich alt werde, der viel schimmeliges Brot isst, und dass das somit der Gesundheit zuträglich wäre, glaubte man insbesondere in der Oberpfalz.

Abgeraten wurde hingegen bayernweit vom Verzehr der Brotrinde: Sie mache angeblich schwarzes Blut und verursache damit Traurigkeit bzw. Melancholie.

Das Bauernbrot mache dagegen die Zähne weiß: *Baurnbraud macht d' Zen weiß.* Das behauptete man auch in der Steiermark: „Wer schwarzes Brot isst, wird weiße Zähne bekommen". „Weiß" ist dabei offenbar mit „gesund, schön" gleichzusetzen. So ist auch *Des putzt d'Zähn* (Das reinigt die Zähne) zu verstehen. Dieser bairische Rat zur Zahnhygiene diente offenbar als Trost, wenn nur mehr altes, schwer zu kauendes Brot zur Verfügung stand. Und das kam ja früher in den meisten Haushalten häufig vor. Verursachte dann das hart gewordene Brot einen klopfenden Schmerz im Zahn, so hieß es im alten Bayern: *Mei Zahn glugetzt* (Mein Zahn glüht).

Wie Brot für die feste, so ist Wasser grundlegend für die flüssige Nahrungsaufnahme. Dazu meint der oberbayerische Volksmund: *Das G'sündest is 's Wasser* (Das Gesündeste ist das Wasser). Diese Aussage versah der königliche Bezirks- und Brunnenarzt Max Höfler 1888 mit folgendem Kommentar: „Sagt heute die Sennerin, der Bauer, der Holzknecht, die Dirne [Bauernmagd]." Dass Wasser, insbesondere Quellwasser, für Menschen am gesündesten ist, proklamierte schon die alte Schulmedizin. Danach war Wasser u. a. in der Lage: Säure und Schärfe (z. B. im Magen) zu mindern, Kopf- und Gliederschmerzen zu lindern, die Verdauung zu befördern und Blähungen, Schwermut, Krätze oder Podagra zu verhüten. Letzteres vor allem dadurch, dass es angeblich Verdickungen, Unreinigkeiten oder Ablagerungen in den Säften bzw. im Geblüt verdünnt oder beseitigt. Das Podagra, die Fußgicht, im alten Bayern auch

Kaltvergift genannt, glaubte man überdies loswerden zu können, indem man die Füße eine Zeit lang in fließendes Wasser hielt.

Fließend war insofern von Bedeutung, als nur dadurch Krankheitserreger oder auch „moralische Schuld" bzw. „Sünde" hinweggeschwemmt werden konnten. So warf man einst die Leichen von Selbstmördern ins „fließende" Wasser, zum Beispiel in die Seinsklamm bei Mittenwald. Nur Flusswasser, das nach alter Vorstellung Geister und Dämonen scheuten, besaß demnach eine solche Reinigungskraft.

Sterbliche hingegen mieden stehendes oder sonstwie riskantes Wasser, das nicht durch Fließen gereinigt wurde. So schrieb Gottfried Lammert 1869 in Bezug auf Volksmedizin und medizinischen Aberglauben in Bayern: „Allgemein herrscht der Wahn, dass man bei einem Trunke aus schlechtem Wasser oder Pfützn das Laich mancher Thiere, wie von einem Frosch, ‚Krott' [Kröte], Blindschleiche u. dgl. in den Leib bekomme, und will man das Quacken deutlich hören." Solche Sinnestäuschungen führte Lammert dann hauptsächlich auf „gestörte Verdauung" zurück.

Im 19. Jahrhundert glaubte das bayerische Landvolk zudem, dass man sich durch das Trinken von Wasser, in denen sich Wasserschnaken (also Stech- bzw. Bachmücken) befinden, den *Baumhackl* (ein juckendes Ekzem mit Hautrissen an Beinen oder Händen bzw. die Krätze) zuzöge.

Einen heftigen Fieberanfall wiederum, genannt *an Ungsegnet*, konnte man in Altbayern angeblich bekommen, wenn man aus dem Haus ging, ohne sich mit einem bestimmten Wasser – dem *Weichbrunn* – benetzt zu haben. Der Ausdruck kommt vom bairischen Verb *weicha* für „segnen, weihen". Das Weihwasser befand sich, meist gleich neben der Stubentür, im sogenannten Weichbrunnkessel. Verließ jemand das Haus, so pflegte man zu sagen: Nimm fei an Weichbrunn!

In Bezug auf die Hausbrunnen kursierte in der Oberpfalz noch vielfach der Spruch *In altn Brunnan sitzt dar Daud* (In alten Brunnen sitzt der Tod). Das mag eine Warnung gewesen sein, nicht hinein-

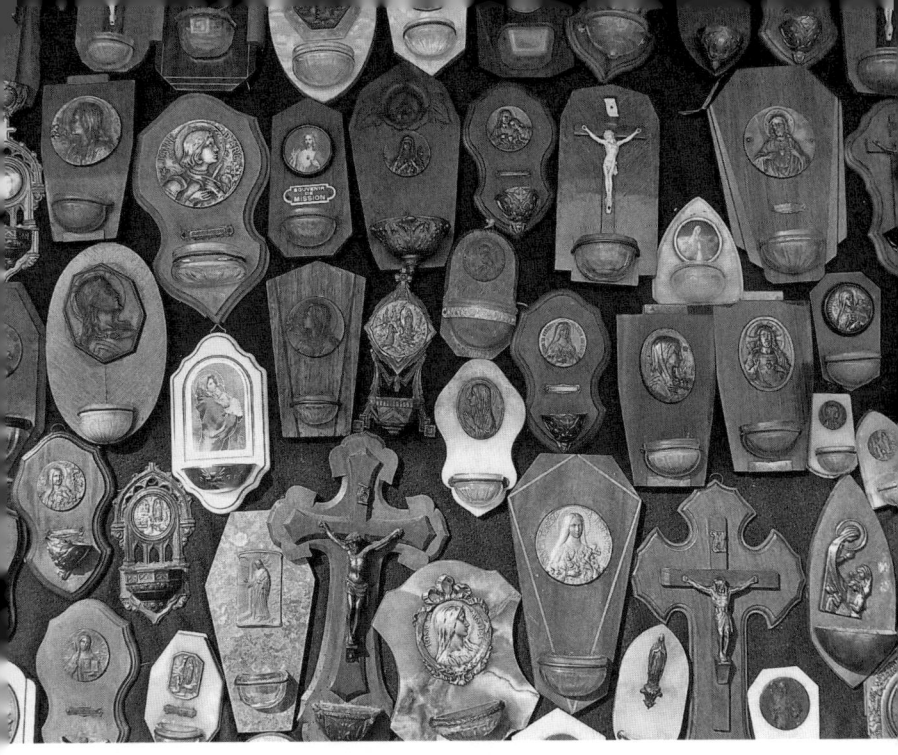

Nimm fei an Weichbrunn! Auslage von Weihwasserkesseln

zufallen, erstreckte sich aber vor allem auf die Gefahren, die vom Brunnenwasser ausgingen. Schließlich herrschte laut Schönwerth in der Oberpfalz um die Mitte des 19. Jahrhunderts mancherorts noch die Anschauung: „Von Michaeli bis Georgi oder Walburgi soll man aus keinem offenen Brunnen trinken, denn während dieser ganzen Zeit sind sie vergiftet, weil die Kröte nicht darin sitzt, welche in der schönen Jahreszeit alles Gift an sich zieht. Nur jener Brunnen ist heil, in welchem eine Kröte sich aufhält."

Vom 29. September (Michaeli) bis zum 23. April (Georgi) bzw. 1. Mai (Walpurgis) sollte man also vermeiden, Wasser aus offenen Brunnen zu trinken. Die Kröte mag hier nur als Vorwand gedient haben, um die Leute während dieses Zeitraums von verschmutztem Wasser fernzuhalten. Als besonders gefährlich stufte man generell den Februar ein: *Im Feber trink's Wasser wiar a Laus, im Märzn wiar a Maus, im April wiar a Bua, und im Mai wiar a Kuah!* (Im Februar trink das Wasser wie eine Laus, im März wie eine Maus, im April wie ein Bub und im Mai wie eine Kuh). *Bua* steht hier aus Reimgründen, ist aber keineswegs immer mit dem hochdeutschen Bub gleichzusetzen. So definierte Delling 1820 das bairische *Bue* bzw. *Bua* wie folgt: „Jeder Bauerbursche, so lange er unverheirathet ist, ohne Rücksicht auf das Alter, auch wenn er fünfzig und mehr Jahre alt ist."

Dass nun das Trinken aus öffentlichen Quellen gerade im Februar verpönt war, ist mit dem zu dieser Jahreszeit herrschenden Schmuddelwetter zu erklären. Die häufigen Regenfälle brachten viel Dreck, Schmutz und Straßenkot und verunreinigten manche Quelle. Nicht von ungefähr lautete ein deutscher Reim: „Februar mit Kot bringt Krankheit und Not".

Nützen sollte Wasser auch den Augen: *S' Waßar macht helli Augn* (Das Wasser macht helle Augen). Gemeint sind damit klare, scharfe Augen. So ist in fast allen Varianten im deutschsprachigen Raum vom „Wasser trinken" die Rede, das klare oder korallene Augen geben soll.

Unnütz war Wasser indes, falls jemand an Wassersucht litt: *Es hülft kein Wasser wider die Wassersucht.* Man glaubte, dass bei Wassersüchtigen, die ja ein dauerndes Durstgefühl verspüren, das Blut im Körper zu Wasser geworden sei und daher zusätzliche Wasseraufnahme nichts bewirke. Ärzte waren hier also machtlos: „Bei Wassersucht und Quartan [Viertagefieber] stehen alle Medici an." Der Oberpfälzer Schreger wusste 1753 dennoch einige Mittel, u. a. Meerrettich (Kren) und Taubenkot: „Nihm klein gestossene Kreen-Wurtzel, soviel du willst, Tauben-Koth halb soviel, zerstoß es wohl untereinander, und binds über die Fuß-Sohlen, so wird das G'wässer Innen heraus getrieben." Heute weiß man, dass eine Hydropsie meist auf eine Herz- oder Nierenschwäche zurückzuführen ist.

Was nun Wasser als das gesündeste Getränk überhaupt anbetrifft, so wollen manche Leute vom Wassertrinken dennoch wenig wissen und greifen lieber zu anderen Getränken. So berichtete 1875

Pfarrer Schlicht von einem Forstmann, der schon 40 Jahre im Bayerischen Wald gelebt hatte. Dieser wurde eines Tages gefragt, wie denn das Wasser dahier sei. Seine Antwort: *Dös woaß i nöt, i hab no koans trunka* (Das weiß ich nicht, ich habe noch keins getrunken).

Gewiss hatte er sich aber auch zum Großteil von Milch und Suppe ernährt.

MILCH & SUPPE

Als Panazee, mithin Allheilmittel, galt beim Landvolk in Bayern die Buttermilch. Sie sollte gegen alle Beschwerden helfen: *D'Buttamilli aus'm Kübl vatreibt alle Übl, aba wanns a weni steht, na schau wia's da geht* (Die Buttermilch aus dem Kübel vertreibt alle Übel, aber wenn sie ein wenig steht, dann schau, wie es dir geht).

Was hinter dem zweiten Teil des Vierzeilers steckt, erklärt der Tölzer Arzt Max Höfler 1888 wie folgt: „Die ‚Buttermilch' (Milch minus Butter plus Buttersäure) wird als eröffnendes Mittel oft benützt."

Besonders nahrhaft soll, wie in Adolf Eichenseers „Gstanzlbuch" zu lesen ist, die von Ziegen gewonnene Buttermilch sein: *Es gibt hålt nix Bessers wia Buttermilch von der Goaß. Håst's ganz Joahr koa Bauchweh, då druckt di koa Schoaß* (Es gibt halt nichts Besseres als Buttermilch von der Geiß. Du hast das ganze Jahr kein Bauchweh und es drückt dich kein Darmwind).

Nach der Rottaler Bauerstochter Maria Gruber erfolgte das „Ausbuttern" mit einem Butterrührkübel im 20. Jahrhundert so:

„Beim Rührkübel musste so lange umgedreht werden, bis die Butter am Rührkübelkreuz hängen blieb. Wenn es dann so weit war, hat man die Buttermilch aus dem Kübel gegossen. Buttermilch tranken wir gerne, wenn sie schön kühl war. Auch für Buttermilchsuppe brauchten wir einen Teil. Den Rest bekamen die Schweine zum Fressen. Die im Butterfass zurückgebliebene Butter wurde mit kaltem Wasser übergossen und wieder umgerührt. Das Wasser wieder abgegossen und wieder frisches darüber geschüttet. Diese Prozedur wurde dreimal wiederholt, damit die Butter schön fest wurde. Die Butter wurde dann aus dem Rührkübel rausgenommen und in eine kalt ausgespülte Schüssel gelegt. Natürlich mit sauber gewaschenen Händen verknetete man den Butterklumpen fest in der Schüssel. Damit drückte man das Wasser heraus. War das zu Ende, wurde der Butterklumpen in der Schüssel schön rund geschlanzt. Dabei spritzte das restliche Nass heraus. Ist alles fertig gewesen, holte man Pergamentpapier aus der Schublade und drehte den Butterklumpen ein. Dann trug man die eingewickelte Butter in den Keller und legte sie dort auf das Pflaster. Zu dieser Zeit gab es weder Alufolie noch einen Kühlschrank."

Es kam aber ehedem durchaus auch zu Problemen beim Buttern. Und die schrieb man oft Hexen und Zauberern zu. Da eine Hexe ja angeblich einen Bund mit der Inkarnation des Bösen, dem Teufel, geschlossen hatte, so musste sie danach trachten, Böses zu vollbringen und Schaden anzurichten. Das konnte zum Beispiel dadurch geschehen, dass sie die Milch der Kühe verdarb oder selber einen Teil vereinnahmte bzw. allein durch ihre (nicht sichtbare) Anwesenheit das Buttern erschwerte oder ganz verhinderte.

So sollen der Sage nach in der Oberpfalz Bäuerinnen, die in Wirklichkeit Hexen waren, nackt um den *Riahmillkiewe* (Rührmilchkübel), also das Butterfass, herumgegangen sein und dabei folgenden Spruch aufgesagt haben: *Rührl, dou di zam, von Rengsburg bis af Kam, von jeda Kouh a Löfferl voll, na wird ma ganz Röiafaß voll* (Rühre, tu dich zusammen, von Regensburg bis auf Cham, von jeder Kuh ein Löffelchen voll, dann wird mein Rührfass voll).

Als Schutz vor dem Verhexen streute man in der Oberpfalz eine Prise geweihtes Salz in das Butterfass, in Oberbayern griff man zu diesem Zweck auf die Königskerze zurück. Diese „Unholdkerze" ist indes keine wirkliche Kerze, sondern eine Heilpflanze (lat. Verbascum).

Aus Milch wird neben Butter auch Käse gewonnen. Und da soll in beiden Fällen die Tageszeit für einen bekömmlichen Verzehr wichtig sein: *Da Kaas is in da Früah a Dorn, z'Mittag a Eisn und auf d'Nacht a Blei* (Der Käse ist in der Früh ein Dorn, zu Mittag ein Eisen und auf die Nacht ein Blei). Beim Ausdruck *Dorn* handelt es sich aber keineswegs um einen Pflanzendorn („Keine Rose ohne Dor-

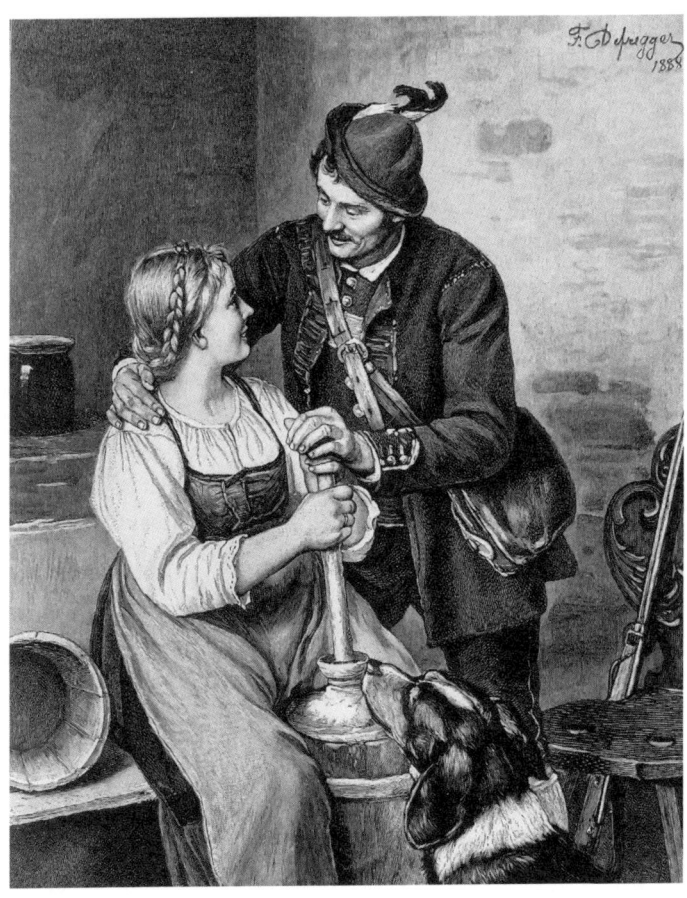

Beim Buttern mit dem Stoßbutterfass (19. Jahrhundert)

nen"). Wie die Vergleiche mit Eisen und Blei nahelegen, ist hier ebenfalls von einem Metall die Rede, nämlich vom *Dorn* (Mehrzahl: *Dörner*), dem metallenen Überbleibsel bzw. Rückstand nach dem Seigern (Ausschmelzen) von Kupfer.

Dass *Dorn* in dem Fall also für etwas Gutes, Positives steht, bekräftigt die Variante: *In da Fruah a Gunst, am Middog a Kunst, auf d'Nacht a Last* (In der Frühe eine Gunst, am Mittag eine Kunst, nachts eine

Last). Auch hiermit ist, obschon nicht ausdrücklich erwähnt, der Käse gemeint, der am Morgen sehr verträglich sein soll, aber nachts schwer im Magen liegt. Käse hielt schon die alte Schulmedizin für schwer verdaulich und so besagte zum Beispiel ein Lehrsatz der „Schola Salernitana": „Caseus est sanus quem dat avara manus" (Käse ist gut, wenn karge Hand ihn reichen tut). Das Bild mit den drei Tageszeiten gab es überregional u. a. auch für die (bairisch: den) Butter: „Butter ist morgens Gold, mittags Silber und abends Blei".

Die Tageszeiten-Metapher war übrigens sehr beliebt und u. a. bei alten Rätseln zu finden. Eines ging so: *In da Fruah auf vieren, z'Mittags auf zweien, Abends auf dreien.* Was ist das? Die Lösung lautet: der Mensch in seinen drei Lebensaltern, als Kind, Erwachsener, Greis mit Stock.

Aus Milch lassen sich aber nicht nur Butter und Käse, sondern auch Suppen herstellen. So zählten früher im Bayerischen Wald zwei aus Milch bereitete „Suppen" zu den täglichen Grundnahrungsmitteln: die „Hirgstsuppe" (*Hirgst* = Herbst) und die „Kübelsuppe" bzw. „Saure Suppe". Letztere galt zudem als Hausmittel bei Magen- und Darmbeschwerden.

Zu Milchsuppen generell heißt es in einem Schnaderhüpfl von Paul Friedl: *Iß a Millisuppn und a Brot, nacha bleibst gsund, nacha kriagst rote Backerl und an Bauch kuglrund* (Iss eine Milchsuppe und ein Brot, dann bleibst du gesund, dann kriegst du rote Bäckchen und einen kugelrunden Bauch).

Bei den Bauern im Rottal gab es in der Zwischenkriegszeit, so Gruber, ein ganzes Potpourri an Suppen: „Jeden Tag kochte die Mutter eine andere Suppe. Es gab Kartoffelsuppe, Buttermilchsuppe, Eiersuppe, Rahmsuppe, Brennsuppe, Trebernsuppe, Pfannkuchensuppe oder Brotsuppe. Kaffee gab es nur am Sonntag." Als „Trebern" bezeichnet man die Rückstände nach dem Pressen von Obst oder dem Keltern von Weintrauben.

Die besagte „Brennsuppe" ist eine braune bzw. schwarze Einbrennsuppe aus geröstetem Mehl mit Zugabe von kleinen Brotschnittchen. Der Ausdruck taucht auch in der populären Redensart *nicht auf der Brennsuppn dahergschwomma sein* (durchaus etwas darstellen, nicht von gestern sein) als Sinnbild für das Gegenteil von Simplizität auf. Eine „warme Brennsuppe" zur Vorbeugung erhielten übrigens gleich am frühen Morgen die Münchner Soldaten, als Mitte des 19. Jahrhunderts Cholera-Epidemien in der Haupt- und Residenzstadt grassierten. Man sah nämlich irrigerweise in Erkältungen mögliche Auslöser für diese „asiatische Brechruhr".

Ansonsten gab es zu dieser Zeit in Bayern als Frühstück noch die sogenannte „Morgensuppe", worunter aber keineswegs nur eine bloße Suppe zu verstehen war. Nach Norbert Göttlers „Ohrwuzler und Zeiserlwagen" war diese „eine Wassersuppe mit aufgeschnittenem Brot, Salz und Backschmalz, eventuell angereichert mit gekochten Kartoffeln oder vom Vortag übrig gebliebenem Schmarrn."

Dabei sollte man die Wassersuppe, so der Volksmund, keineswegs geringschätzen: *D' Wassasuppn und d' Ruah legn am Leib aa was zua* (Die Wassersuppe und die Ruhe legen am Leib auch etwas zu). Sie stärken also den Körper. Das bestätigt eine alte Weisheit aus der Oberpfalz, die zugleich eine – wenn auch keine medizinische – Begründung liefert: *Di stirkst Suppn is d' Wassarsuppn, denn 's Waßar dreibt Mülriadar* (Die stärkste Suppe ist die Wassersuppe, denn das Wasser treibt Mühlräder).

Gesundheitlich den größten Nutzen bringt aber angeblich eine Hühnersuppe. So behaupten die Waldler schon lange: *A Hennasupp'n weckt an Tot'n af* (Eine Hühnersuppe weckt einen Toten auf). Dieser bildhafte Vergleich lässt an das bekannte Sprichwort „Mailuft bringt die Toten aus der Gruft" denken.

Bei der volksläufigen Empfehlung *Aus der Suppn schaun die lachatn Gsichter* (Aus der Suppe schauen die lachenden Gesichter) steht „Suppe" wohl stellvertretend für „Mahlzeit" schlechthin. Die Aussage deckt sich mit den alten deutschen Reimen „Frohsinn und Heiterkeit würzt jede Mahlzeit" bzw. „Soll das Essen gedeih'n, muss man hübsch fröhlich sein".

Dass eine heitere Stimmung bei Tisch der Verdauung förderlich ist, betonte 1821 auch der Niederbayer Johann Nepomuk Feiler:

„Die tägliche Erfahrung lehrt, daß man bei erheiternden Gesprächen, und unter öfterem Lachen viel mehr essen kann, und auch weniger davon beschwert wird, als entgegen gesetzten Umständen."

„Beschwert werden" kann man indes von Bier und Wein.

BIER & WEIN

Den medizinischen Nutzen des Biers erwähnt bereits die „Schola Salernitana". So zitiert der Oberpfälzer Mönch Odilo Schreger 1753 einen ins Deutsche übertragenen Vers der „Salernitanischen Schul": „Bier macht starck, mehrt Fleisch und Blut, Den Stuhlgang es befördern thut. Feucht an den Leib, kühlt den Harn, Blast mit Winden an den Darm."

Natürlich war das im 12. Jahrhundert noch eine andere Art von Bier, doch deckt sich diese Aussage zum gesundheitlichen Wert mit dem später gerade in Bayern so überaus beliebten und vorhin beim „Brot" schon erwähnten Spruch *Bier und Brot machn d' Backn rot* (Bier und Brot machen die Backen rot).

Dass Bier sehr gesund ist, behauptete 1982 auch der „Baumsteftenlenz" alias Paul Friedl in einem seiner Schnaderhüpfl: *In da Grafenau drunt, da san d'Leut recht gsund, das kimmt grad vom Bier, und dössel schmeckt aa mir* (In der Grafenau drunten, da sind die Leute recht gesund, das kommt nur vom Bier und dasselbe schmeckt auch mir). Grafenau, der Sitz der Nationalparkverwaltung, gilt als älteste Stadt des Bayerischen Waldes.

Was nun die Geschichte der bayerischen Bierkultur betrifft, so spielten dabei Mönche eine entscheidende Rolle. Es waren Mönchsorden, die Brauereien wie etwa „Augustiner" oder „Paulaner" gründeten. Das Benediktinerkloster Weihenstephan bei München besaß schon um 1040 eine Brauerei und im niederbayerischen Kloster Weltenburg (Benediktinerabtei zum heiligen Georg) brauten die Mönche bereits um 1050 Bier. Da Weihenstephan im Zuge der Säkularisation 1803 verstaatlicht wurde, ist der bayerische Staat jetzt im Besitz der ältesten deutschen „Brauerei", während die Weltenburger Benediktiner die älteste „Klosterbrauerei" der Welt ihr Eigen nennen.

Bier wurde nun gerade in den Klöstern hochgeschätzt, da es in der Fastenzeit als „flüssige Nahrung" genossen werden konnte und zudem im Gegensatz zum oft mit Krankheitserregern verseuchten Trinkwasser infolge des Gärungsprozesses keimfrei war.

Darüber hinaus schrieb man dem Bier eine „beruhigende" Wirkung zu, welche insbesondere den Sexualtrieb dämpfen sollte. Und das war eine dem Klerus willkommene Begleiterscheinung. Schließlich sollten Mönche nicht den Nachstellungen des Teufels anheimfallen und gegen ihr Keuschheitsgebot verstoßen.

Selbst gebrautes Bier war somit fester Bestandteil klösterlicher Mahlzeiten und nirgends im Heiligen Römischen Reich soll die Zahl von Klosterbrauereien und Klosterschenken höher gewesen sein als in Bayern.

Dort gab es zudem das wohl erste Lebensmittelgesetz der Welt: das noch heute gültige „Reinheitsgebot", wonach Bier ausschließlich aus Hopfen, Gerste und reinem Wasser hergestellt werden darf. Es wurde am Georgitag (23. April) 1516 vom Bayernherzog Wilhelm IV. erlassen. (In Anlehnung daran wird übrigens seit 1994 der „Tag des deutschen Bieres" immer am 23. April gefeiert.)

Im selben Jahrhundert erhielt das bisherige braune Bier mit dem erstmals in Böhmen aus Weizen erzeugten Weißbier einen gewichtigen Konkurrenten. Das entdeckte der bayerische Staat bald als lukrative Einnahmequelle und sorgte so durch das Weißbiermonopol dafür, dass weißes Bier nur in den herzoglichen Braustätten produziert werden durfte. Ende des 18. Jahrhunderts zählte man dann – neben dem Salzwesen – die kurfürstliche Weißbierbrauerei und den Handel mit Braunbier zu den drei wichtigsten Gewerbezweigen im damaligen Bayern.

Den Übergang vom Weinland Schwaben ins Bierland Bayern schildert 1780 eindrucksvoll der Hesse Johann Kaspar Riesbeck, wobei er allerdings die roten Backen, die Bier sprichwörtlich erzeugen soll, nicht bei den biertrinkenden Münchnern, sondern eher bei den weintrinkenden Schwaben ausmachte. Anlässlich einer Reise von der Freien Reichsstadt Augsburg nach München meinte er: „Sobald man über der Lechbrücke ist, muß man dem Wein gute Nacht sagen, und sich an dem vortrefflichen bayrischen Bier halten." Am Zielort angekommen, stellte er dann aber fest: „Die rothen Backen sind unter dem hiesigen Mannsvolk etwas seltener als in Schwaben, welchen Unterscheid vermuthlich der Wein und das Bier verursachen."

Ein gutes Jahrzehnt später wurden im Kurfürstentum, laut einer vom Historiker Lorenz Westenrieder (1748–1829; ab 1808 Ritter von Westenrieder) veröffentlichten Statistik, bei den für „Speis und Trank" verantwortlichen Handwerkern die Bräuer/ Bierzäpfler zahlenmäßig nur knapp von den Müllern übertroffen (je etwa 4.000), während die lebenswichtigen Gewerbebetriebe der Bäcker und Metzger mit jeweils rund 2.000 nur halb so viele Beschäftigte zählten.

Unter einem *Bierzapfler* verstand man seinerzeit einen Wirt, der Bier in Fässern von den Brauern bezog und es dann maßweise verkaufte. Den Knecht, der ihnen das bestellte Bier in Fässern brachte, nannte man übrigens *Bieranderl*. Und so bedeutete der einst in Bayern volkstümliche Vergleich *Er ist auch nit besser als der Bieranderl* so viel wie „er ist auch nicht besser als jeder andere, als der gemeine Mann". Ein *Bieranderl* bekam damals üblicherweise seinen *Hoanzl*, das Gesindebier für Brauereiarbeiter.

Sah man damals aber Braun- oder Weißbier tatsächlich als so nahrhaft an, wie einschlägige Volkssprüche („Bier nährt, Wein zehrt") glauben machen wollten? Der Ingolstädter Medizinprofessor Heinrich Palmatius von Leveling (1742–1798) war da im Jahr 1797 durchaus skeptisch. Braunbiertrinker stufte er nämlich als Choleriker, Weißbiertrinker als Phlegmatiker ein. Beiden Biersorten stellte er kein gutes Zeugnis aus, insbesondere bei Missbrauch:

„Die Lebensart im Misbrauche von Speisen und Getränken giebt bey uns vielleicht in Rücksicht der vielen Mehlspeisen und schleimichter Getränke, vorzüglich des weissen, aus Waizen zubereiteten Biers, zu Verschleimungen und daraus nothwendig erfolgenden Verstopfungen, besonders zu den

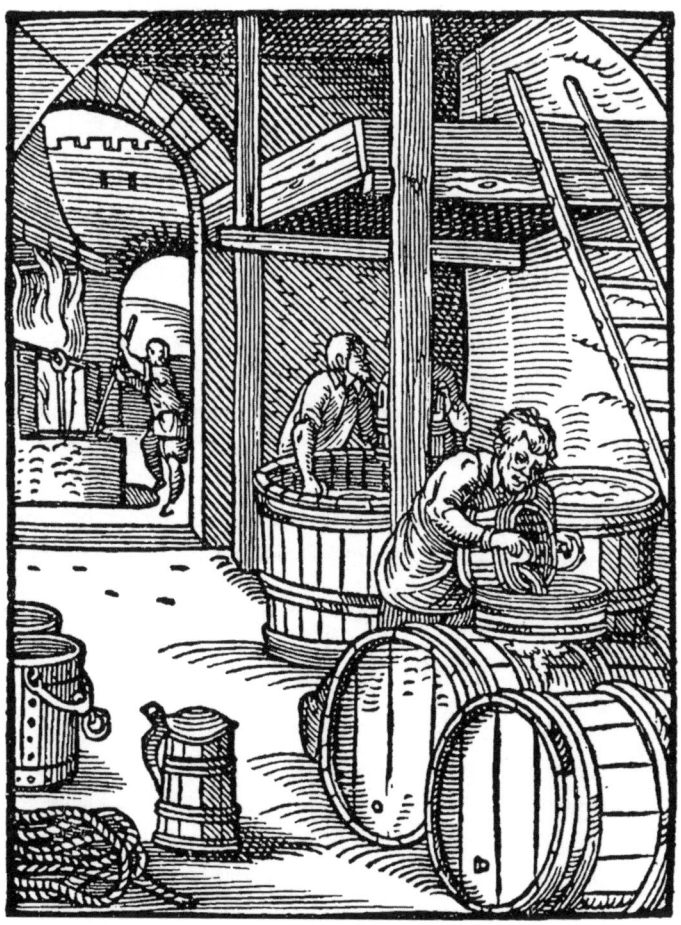

Beim Bierbrauen (aus einem Ständebuch des 16. Jahrhunderts)

Fehlern in dem lymphatischen Adersystem und hiedurch erschwächter Einsaugung, dann endlich zu vielen chronischen unheilbaren Krankheiten Gelegenheit [...] Der Mißbrauch von braunem Bier erzeugt Entzündungen und damit verbundene Krankheiten."

(Heute vergibt die „Forschungsstiftung Bayerische Geschichte" jedes Jahr für hervorragende Forschungsleistungen den „Heinrich-von-Leveling-Preis".)

Levelings Landshuter Arztkollege Johann Nepomuk Feiler war da 1821 schon positiver eingestellt:

> „Das Bier ist ein gutes Getränk, und wirklich eine besondere Erfindung. Es löscht den Durst, erfrischt, belebt und nährt. Es giebt weisses und braunes Bier [...]. Das weisse Bier ist sehr kühlend und erfrischend; für schwache Mägen daher nicht passend. Das braune erwärmt zugleich, und wird daher auch von den meisten Menschen am liebsten getrunken. In manchen Gegenden hält man es gar für ein Arzneimittel in Krankheiten."

Fünf Jahre später, 1826, bezeichnete Carl Julius Weber, bekanntlich ein „in Deutschland reisender Deutscher", die Bierbrauerei in „Altbaiern" als die Hauptfabrik unter allen Fabriken und Bier als „Altbaierns summum honum", also höchstes Gut. Den „Baier" charakterisiert er wie folgt:

> „Der Baier ist [...] lärmig bei seinem Bier [...]. Die Baiern halte ich für die stärksten Trinker unter den Deutschen [...]. Ein ächter Baier nimmt 10 Maaß braunes Bier leicht auf sich [...] wenn der Trinker bei Laune ist, so heißt's: ‚Duck di, mai seel, es kummt a Platzregen!' [...] Jener Baier, dem eine gütige Fee drei Wünsche verstattete, wünschte sich 1) Bier gnug, 2) Geld gnug, und nach einigem Nachdenken 3) noch a bisserl Bier!"

Besonders begehrt war das kräftige Bockbier, das im Mai ausgeschenkt und von wirklichen oder eingebildeten Kranken als Maikur benutzt wurde. Großer Beliebtheit erfreute sich Bier auch in der Oberpfalz, wozu aber der Landgerichtsarzt Wilhelm Brenner-Schäffer 1861 auch Kritisches anmerkte: „Daß das sonst so weit bekannte und gerühmte bayerische Bier in der Oberpfalz vollstän-

dig unkenntlich wird, ist bei jener Einrichtung der Gemeinde-
bräuhäuser und des allgemeinen, mit dem Bürgerrechte verbunde-
nen Schankrechtes wohl nicht zu wundern." Er bezog sich damit
auf den *Zoigl*, ein untergäriges Bier, das Privatpersonen mit entsprechendem Braurecht im Kommunbrauhaus brauen lassen
konnten. Um kundzutun, dass es bei ihnen gerade *Zoiglbier* gebe,
hängten sie ein Schild ans Haus, das das anzeigte (daher auch *Zoigl*
bw. *Zeugl*).

Um 1900 stammte dann angeblich jedes zehnte auf der ganzen
Welt getrunkene Bier aus Bayern. Bier war zum fünften Element
Altbayerns geworden, insbesondere zum „Münchner Element".
Nicht von ungefähr entstand die Redensart „Bier nach München
bringen" im Sinne von „etwas Überflüssiges tun" und der Brauch
Nach der Mess' die Maß! galt allenthalben. In einer Persiflage wurde
gar behauptet: „Wenn der Münchner morgens aufsteht, ist er ein
Bierfass, wenn er zu Bett geht, ein Fass Bier". Das Bier war also zum
Nationalgetränk in Bayern geworden, eine Feststellung, die etwa
schon 1868 in Josef Maria Mayers „Stadtbuch" zu finden ist.

Vorher hatte diese Rolle aber der Wein inne. So schreibt Max
Höfler zum „Wälschwein" (vinum latinum), der aus Südtirol oder
Oberitalien nach Oberbayern kam: „Bald aber bauten die Altbayern
selbst ihren eigenen Wein (1380 in Landshut) [...]. Dieser ‚bayerische Landwein' machte dem Tiroler Wein solche Concurrenz, daß
dieser sehr billig und so zum oberbayerischen Nationalgetränk
wurde, das sich selbst der Bauer erlauben durfte, so daß die ‚weinige
Weise' als Trunkenheits-Bezeichnung allgemein üblich wurde."

Später hieß es dann bei übermäßigem Weingenuss sprichwörtlich *Es ersaufen mehr im Wein als im Rhein.* Aus Reimgründen wurde
in dem auch in Bayern kursierenden Spruch der Bezug zum Rhein
und nicht zur *Doana* (Donau), dem für Süddeutschland eigentlich
maßgeblichen Fluss, hergestellt.

Starkes Weintrinken barg aber angeblich noch eine spezielle
Gefahr. Man nahm nämlich an, dass dadurch bei Menschen mit
weichem Fleisch schlechte Säfte erzeugt würden, die danach in die

Glieder hinabtröpfelten. Daher nannte man im Mittelalter die Gicht auch „der Tropfen" (lat. „gutta"), worauf die englischen und französischen Bezeichnungen, nämlich „gout" und „goutte" zurückgehen. Und bei diesem Übel gab es, so ein französisches Wortspiel, keinerlei Aussicht auf Heilung: „Au mal de goutte, les médecins ne voient goutte" (Gegen das Gichtleiden ist für die Ärzte keine Abhilfe in Sicht). Genau das besagt auch ein bei Adolf Eichenseer vermerktes Schnaderhüpfl: *Dass d'Stiefl schee glanzn, deswegn gibt's a Wichs. A Pulver für d' Wanzn, fürs Podagra gibt's nix* (Damit die Stiefel schön glänzen, deswegen gibt es eine Schuhcreme. Ein Pulver für die Wanzen, für das Podagra gibt es nichts). Mit „Podagra" bezeichnete man die Fußgicht und wegen des trippelnden Schritts der daran Erkrankten trug sie auch den Namen „Zipperlein". Im Baierischen hieß die Krankheit noch bis ins 19. Jahrhundert hinein *die Kaltvergift* bzw. *das Kaltvergifft* oder *Kaltvergicht*. Das Leiden wird aber meist vererbt und durch unzureichend ausgeschiedene Harnsäure ausgelöst, die sich in Knochen und Gelenken lagert und den Gichtschmerz verursacht.

Reichliches Weintrinken ist dafür also weniger verantwortlich, es führt jedoch mitunter zu Trunkenheit. Und Angetrunkene verraten dann oft ihre wahren Gedanken, was in dem wohlbekannten lateinischen Spruch „In vino veritas" (Im Wein [liegt] die Wahrheit) zum Ausdruck kommt. Der hat übrigens ein bayerisches Pendant: *'S Bier redt* (Das Bier redet).

Auch bezüglich eines billigen, schlechten Weins, der der Gesundheit abträglich sei, gibt es eine volkstümliche Warnung: *Guter Wein schadet dem Beutel, schlechter dem Magen*. Dass Wein im Allgemeinen aber dem Menschen wohltue, galt europaweit als ausgemacht. So wurde dem Wein schon von der Mystikerin Hildegard von Bingen (1098–1179) eine besondere Heilkraft zugeschrieben. Bis ins 18. Jahrhundert hinein glaubte man gar, Wein könne im menschlichen Körper zu Blut verwandelt werden. Diese Ansicht soll auf Plinius den Älteren (23–79) zurückgehen, der angeblich auch der Urheber von „In vino veritas" war.

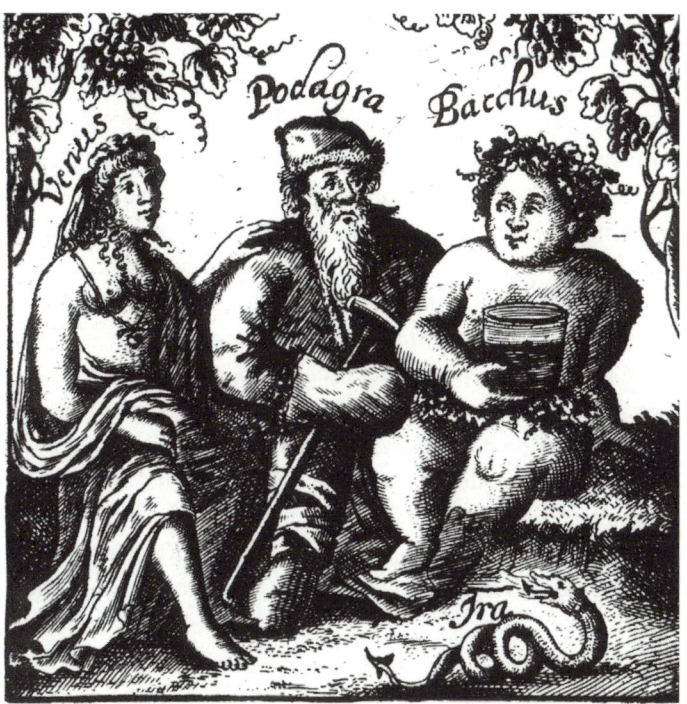

Ein an der Fußgicht (Podagra) Erkrankter. Daneben als Allegorien die vermeintlichen Ursachen, Wein und Sex: *Bacchus der Vater, Venus die Mutter, Ira (Zorn) die Hebamm, erzeugen das Podagram*

In Mayers besagtem „Stadtbuch" heißt es nun zum Weinbau in Bayern:

„Im Mittelalter, wo das Bier weniger gebräuchlich war, wurde der Weinbau in Bayern sehr ausgedehnt und emsig betrieben. Nicht nur längs der Donau an den Hügeln ihres linken Ufers, von Niederaltaich an bis über Regensburg hinauf, an der Altmühl, Abens und Naab, sondern auch im Innern des Landes, selbst an der Isar, am Inn und am Lech begegnen wir allenthalben dem Weinbaue und der ‚Landshuter Ausbruch' mag wohl der Staufer- oder Krukenberger Auslese wenig nachgestanden haben. Der Verbrauch des Bayerweines in Klöstern und bei dem gemeinen Manne, selbst am Hofe, war nicht gering."

Und der „Vater der bayerischen Geschichtsschreibung", Johannes Turmair alias Aventinus (1477–1534), charakterisierte in seiner 1533 vollendeten „Bairischen Chronik", für die er „das ganz Baierland durchritten", seine Landsleute wie folgt: „Das bairisch Volk [...] trinkt sehr und macht viel Kinder. Sitzt Tag und Nacht bei dem Wein." Wohlgemerkt: beim Wein und nicht beim Bier!

In der erwähnten Trinkspruchsammlung aus dem Jahr 1763 erhält denn auch meist der Wein den Vorzug vor dem Bier: „Gänse mögen Wasser saufen, Knicker nach dem Bierkrug laufen, Wir, wir wollen klüger seyn, Und beym Weinglas uns erfreun." [Ein „Knicker" war jemand, der auf den Preis achtete und daher zum billigeren Bier griff.] Ähnliche Trinksprüche lauteten: „Ein Gläschen Bier, das klingt zu schlecht, Denn dieses trinkt auch unser Knecht; Jedoch ein Glas Burgunder-Wein, Der Ausdruck mag wohl fürstlich seyn."

Vom edlen Wein und nicht vom süffigen Bier ist ebenfalls in einem alten Sprüchlein aus dem Bayerischen Wald die Rede, das einst der Großknecht zu Neujahr dem Bauern vorzusagen pflegte: *Was wünsch ma dem Bauern zum Neuen Jahr? Und was ma ihm wünschn, dös wird fei wahr! Wir wolln ihm wünschn an goldnen Tisch Und auf jedn Eck an bratnen Fisch, Und drinn in der Mitt a Kandl voll Wein, die heilign drei Kini dö schenkn scho ein.* Allerdings war hier Wein vor allem schon wegen des gebratenen Fischs angesagt. Denn, so die alte medizinische Lehre: „Wenn der Fisch ins dritte Wasser kommt, wird er ungesund." Das heißt, man sollte dazu nicht Wasser oder Bier trinken.

Zum einstigen Weinanbau in Niederbayern heißt es bei Franz Xaver Bronner:

„Die sonnigen Hänge der Isar (von Moosburg über Landshut abwärts bis Landau) waren in früherer Zeit reich mit Weinreben

bestockt. Die in der Gegend häufig vorkommenden Familien-
und Flurnamen Weinzierl und Weinpreß, Weingraben und
Weinberg erinnern noch an die Zeit regen Weinbaus. Bis ins
17. Jahrhundert [...] war der Wein ein Hauptgetränke des
gewöhnlichen Volkes. Bürger und Bauern genossen den Rebensaft wie heutzutage das Bier, das damals verhältnismäßig
wenig bekannt war. Der Wein wurde meist warm getrunken
und stark gesüßt. Besonders geschätzt war der Rebensaft aus
der Dingolfinger Gegend."

Dass die Vorherrschaft des Weins ab dem 17. Jahrhundert allmählich gebrochen werden konnte und sich Bier bei der breiten Bevölkerung immer mehr durchsetzte, hatte mancherlei Gründe. So
waren etwa die altbayerischen Weinanbaugebiete nicht unbedingt
die geeignetsten und zum Beispiel immer wieder durch Fröste
beeinträchtigt. Zudem war Wein mitunter bis zu 30-mal teurer als
Bier, das billigste Getränk überhaupt.

Im Laufe des 19. Jahrhunderts räumten schließlich die meisten
altbayerischen Winzer endgültig das Feld. So schreibt Heinrich
Reder 1861 in einem der ersten Bayerwaldführer:

„An den südlichen Hängen der Donau war in älterer Zeit der
Weinbau nicht unbedeutend, da bei Regensburg das linke Ufer
Rebgelände umsäumte, durch welches schon der heilige Emme-
ram gelustwandelt. Die Weinberge wurden zu Getraidefeldern
und Obstgärten. Was davon übrig geblieben, wächst in Ober-
winzer als ‚Bayerwein', der mit dem Landshuter ‚Dreimännerwein' um den Vortritt streitet [...] Obst und Gartenbau traten an
die Stelle der Rebe."

Der besagte „Landshuter Wein" galt als sauer, was in der alten
Redensart *Er macht Gesichter, als wenn er Landshuter Wein getrunken
hätte* Niederschlag fand. Als „Dreimännerwein" wurde übrigens
jeder Wein bezeichnet, der so schlecht war, dass er beim Trinken zu

Schüttelanfällen führte. Wenn ihn ein Einzelner trank, musste der Trinker angeblich von zwei Männern gehalten werden.

Und der radikale Aufklärer Johann Pezzl (1756–1823) meinte 1784 zum Wein in „Baiern": „Sonst aber wird er gewöhnlich nur als Eßig gebraucht." So sollen denn auch die Schweden im Dreißigjährigen Krieg erbeutete Fässer mit Baierwein ganz auslaufen haben lassen, nachdem sie kurz vom Inhalt gekostet hatten.

Heute sind vom Baierwein eigentlich nur noch die Anbaugebiete in der Regensburger Region übrig geblieben, die mit der „Weinroute" die kürzeste Weinstraße Deutschlands hat. An der 20 Kilometer langen Strecke liegt auch Kruckenberg (Gemeinde Wiesent), dessen Wein (Kruckenberger) u. a. 1875 in Josef Schlichts „Bayerisch Land und Bayerisch Volk" Erwähnung findet.

Natürlich hat man in Bayern neben Bier weiterhin fleißig Wein getrunken, wenn auch meist nicht aus eigenem Anbau. Insofern stellte sich die Frage, wie man es mit der Reihenfolge der beiden Getränke halten solle: „Wein auf Bier, das rath' ich dir; Bier auf Wein, das laß seyn." Die erste Hälfte dieses bei Mayer als „baiersches Sprichwort" ausgewiesenen Vierzeilers erwähnt Schlicht 1875 als Teil einer Anekdote: „Da entsannen sich die drei Studenten aus dem klassischen Hopfenland schon einmal in ihrem Leben den Feinschmeckerspruch gehört zu haben: ‚Wein auf Bier, das rat ich dir'." Mit dem „klassischen Hopfenland" war natürlich die Hallertau gemeint. Und „Feinschmecker" bezog sich auf die vornehmeren Weintrinker. So hieß es, wie Johann von Delling in seinem „Baierischen Idiotikon" anzeigt, einst in diesen Kreisen unter Verwendung eines Gallizismus in gestelzter Manier: „Wollen wir eine Bouteille Wein miteinander ausstechen [austrinken, leeren]?"

Ein weiterer Grund für die empfohlene Reihenfolge war, dass sich die Bessergestellten und Finanzkräftigeren eher dem teuren Wein, die Bauern aber mehr dem weitaus billigeren Bier zuwenden. Dazu passte das allgemeine Sprichwort: „Wer wird schlecht Bier auf guten Wein trinken?" Man machte hier also mehr ökonomische als ernährungsphysiologische Umstände geltend. Eine medizinische Erklärung lieferte hingegen 1806 der Wiener Arzt Johann Gottfried Bremser (1767–1827): „Hat man den Magen mit Bier überladen, so wird ein gutes Glas Wein dazu dienen, es verdauen zu helfen. Hat man den Durst hingegen schon mit Wein gestillt, so kann ein Zuguß von Bier, wodurch der Magen nur noch mehr ausgedehnet wird, nichts anders als schädlich seyn." Nach Erkenntnissen der modernen Medizin ist aber die Reihenfolge gänzlich irrelevant und der in dieser wohl heute noch bekanntesten Trinkregel gegebene Rat völliger Unsinn.

Eine spezielle Rolle spielt der Branntwein, über den es auch in Bayern hieß: *Brandwein ist zu Morgens Bley, zu Mittag Silber, zu Nachts Gold*. Warum Branntwein nun nachts Gold sein soll, erklärte der Oberpfälzer Schreger 1753 aus humoralpathologischer Sicht: „Den Jungen, magern und dürren Leuthen ist der Brandwein ein Gifft; den dicken, kalten und feuchten Naturen aber ist er gesünder. Den alten Leuthen ist er zum gesündesten; absonderlich zu Nachts beym schlaffen gehen; indeme solcher die kalte, schleimichte und böse Feuchtigkeiten vermindert, und die schwache natürliche Wärme widerum ersetzet und stärcket."

Branntwein tauchte in Bayern erstmals im 15. Jahrhundert als „gepranntwein" auf und war anfangs eher Heil- als Genussmittel. Vor dessen übermäßigem Gebrauch warnte dann zum Beispiel der überregionale Spruch „Von Branntwein und Bitterbier ist schon mancher entschlafen hier". Dass zu viel Branntwein eine gesundheitliche Gefahr darstellt, besagt zudem eine volksläufige Warnung aus der Oberpfalz: *Weibar-Raod und Brandwein sol ma niad oft kostn* (Weiber-Rat und Branntwein soll man nicht oft kosten).

Mögliche Folgen des Branntweinkonsums schilderte 1821 der Landshuter Arzt Feiler: „[Der Branntwein wirkt] oft und reichlich genommen als die größte Schädlichkeit. Er erzeugt allmählig und unvermerkt Gewohnheitssäufer; der Körper fängt an zu zittern, die Zunge stammelt, die Glieder verlieren ihr Geschick und ihre Sicherheit, der Kopf, das Gedächtnis wird stumpf".

Ein Zittern war angeblich auch eine der Folgen des Kaffee-
genusses und selbst beim Tee vermutete man nachteilige Auswirkungen auf die Gesundheit.

KAFFEE & TEE

Bis in die Neuzeit hinein glaubte man vielerorts an Krankheiten auslösende Würmer im Leib. Durch Besprechungen bzw. Wurmsegen suchte man die dämonengleichen Schädlinge aus den schmerzenden Körperstellen herauszulocken oder deren vermeintliche Löcher zum Beispiel mit dicken Suppen oder dicksatzigem Kaffee zu stopfen: *Dicksatziger Kaffee setzt sich vor die Wurmlöcher.* Diese Ansicht war, so Gottfried Lammert im Jahr 1869, damals in Bayern „sprichwörtlich". Dazu merkte er noch an:

„Von dem uralten bei verschiedenen Völkern des Alterthums vorkommenden Glauben, dass zwischen Mensch und Wurm, beiden Kindern der Almutter Erde, ein verwandtschaftliches Verhältniss obwalte, und dass der aus Würmern künstlich zusammengesetzte Menschenleib nach dem Tode wieder in Würmer zerfliesse, einer besonders in der Bibel vielfach angedeuteten Idee, waren auch das gesammte deutsche Mittelalter und dessen Heilkünstler befangen. Jeder Mensch und jedes Thier ward diesem Wahne zufolge im Innern von einem Wurme bewohnt und benagt und allmälig getödtet, wie viele bildliche Darstellungen jener Zeit versinnlichen. Da man selbst bis in die neueste Zeit die Brut von Würmern (Ascariden) durch Umbildung von Darmschleim entstehen liess, auch vielfach die Erzeugung von ‚Würmern' (Maden usw.) in Geschwüren beobachtete, so kann es nicht auffallen, wie sich die Ansicht von einem verwandtschaftlichen Verhältnisse von Mensch und Wurm so lange erhalten konnte."

Der Kaffeesatz diente aber nicht nur zum Stopfen von Wurmlöchern, sondern zu weiteren abergläubischen Zwecken. So schrieb Max Höfler Ende des 19. Jahrhunderts: „Aus dem Kaffeesatze prophezeien die Graulieschen die Zukunft." „Graulieschen" steht hier für

Wahrsagerin bzw. Hellseherin, in Anlehnung an eine Hexe in Shakespeares „Macbeth", die dort als „Graymalkin" angesprochen und in der deutschen Übersetzung als „Grau Lieschen" bezeichnet wird.

Als Kaffeeersatz hatten übrigens in Bayern seit vielen Jahrhunderten Eicheln gedient, die zum Beispiel noch 1604 in der Klostermühle zu Indersdorf für den Hausgebrauch gemahlen wurden. Und der Aufguss gerösteter Eicheln war ein uraltes Volksmittel für schwächliche „geknüpfte Kinder." Mit „geknüpft" waren die an Rachitis bzw. der „englischen Krankheit" leidenden Kinder gemeint. Später gab es alle möglichen Kaffeesurrogate wie etwa Zichorien, Gerstenkörner oder Mandelkleie.

Den eigentlichen Kaffee (Coffea) brachten die Venezianer Mitte des 17. Jahrhunderts nach Europa, wo er auch bald in Bayern Einzug hielt. Darüber klagte der Landshuter Johann Nepomuk Feiler: „Die Leute lebten bis dahin so gut wie jetzt [...] an ihm hätten wir, wenn wir ihn nicht kennen gelernt hätten, nichts verloren." Nach Höfler war Kaffee im Bayerland noch 1701 ein „heimliches Getränke der besseren Stände"; erst in der ersten Hälfte des 19. Jahrhunderts habe sich dann der Kaffee in der bürgerlichen wie bäuerlichen Bevölkerung immer mehr verbreitet.

In der Oberpfalz verhielt es sich mit dem Kaffee 1766 folgendermaßen: „Jetzt aber ist dessen Gebrauch so gemein worden, wie Paruquen, und wird man offt bey manchen Burger ehender ein Dutzend Caffee-Schaalen, als ein Dutzend Thaler Baarschaft antreffen." Odilo Schreger zufolge griff man also auf Kaffee genauso häufig wie auf Perücken zurück.

Allgemein durchgesetzt hat sich Kaffee in der Oberpfalz aber anscheinend erst viel später. So äußerte sich rund ein Jahrhundert danach ein anderer Oberpfälzer, nämlich Franz Xaver Schönwerth, so: „Letzterer in den ersten Zehnern unseres Jahrhundertes noch selbst in Städten, wie in Amberg von meiner Mutter, als Schauer im Hause gewürdiget und nur verstohlens genoßen, ist heute zu einem wahren, allgemeinen, leichtbereiteten, wohlfeilen Lebensmittel geworden, das als Kaffesuppe in der Schüßel auf den Tisch kommt." Unter *Schauer* verstand man etwas Besonderes, etwas, das Ehrfurcht einflößt. So kursierte im 19. Jahrhundert in der Oberpfalz der Spruch: *Kafe is a Schaur in' Haus.*

War das Besondere aber auch gesund? Der Straubinger Stadt-physikus Franz Joseph Oswald hatte das 1776 verneint:

> „Der tägliche Gebrauch des Coffee ist dem größten Theile der Menschen noch mehr in das Herz gewachsen, die Wuth zu selbem ist so uneingeschränkt, und diese verderbliche Gewohn-heit hat so tiefe Wurzel gefaßt, daß viele selben des tages zwey-mal zu trinken pflegen; dieser hinterläßt nicht nur in dem Kör-per unreine scharfe Theilchen, löset den scharf und gallichten Unrath in dem Magen, und Gedärmen auf, führet selben mit sich in das Blut über, welches er zu gleich verdickert, er erschlap-pet die Fibern, welche er zu stark reitzet, machet Zittern, be-nimmt den Schlaf, bringet schleichende Fieber und alle Krank-heiten, welche man gewürzhaften Speisen zu schreibet, hervor."

1821 pflichtete der Landshuter Mediziner Feiler seinem niederbaye-rischen Kollegen größtenteils bei: „Wirklich fühlt man auf den Kaf-fee eine Wallung des Blutes und Zittern der Hände. Er kann also nicht zu den gesunden Getränken gehören."

Die angebliche „Wallung des Blutes" führte dann laut Höfler da-zu, dass noch Ende des 19. Jahrhunderts die Oberbayern den Kaffee unter die „Reizmittel zum Coitus" einstuften. Dessen koffeinbe-dingte anregende Wirkung bringt auch der überregionale Spruch „Die Kaffeekanne macht munter die schläfrigste Hanne" zum Aus-druck, wobei die Kurzform für Hannelore (hier stellvertretend für „Frau") steht.

Im Gegensatz zu Oswald konnte Feiler dem Kaffee aber auch Positives abgewinnen:

> „Die guten Wirkungen des Kaffee's sind zwar wenige, aber doch nicht unbedeutend. Als Frühstück [...] beruhigt er zuvör-

derst den nüchternen Magen [...]. Ferner erhält der Kaffee den Kopf die Vormittagsstunden hindurch heiter und zur Arbeit aufgelegt. Und überdieß bewirkt er ganz bestimmt Leibesöffnung, ein Vortheil, der gewiß nicht übersehen werden darf [...]. Auf solche Art können wir den Kaffee, da er denn doch einmal aus der Zahl der Bedürfnisse nicht mehr hinaus räsonnirt werden kann, in eine sehr heilsame Sache verwandeln."

Für heilsam hielten den Kaffee auch die „Waidler". So heißt es in Heinrich Reders Bayerwaldführer aus dem Jahr 1861: „Kaffee gilt für Arzenei." Dabei hatte Oswald 1776 bei Kaffee- oder Teegenuss noch den Untergang prophezeit: „Die Gewürze sowohl als Coffee, Thee, Chokolade [...] könnten wir sehr leicht und zwar mit unaussprechlichem Nutzen entbehren; es würden viele Millionen Gold nur in etwelchen Jahren im Lande bleiben, und die unschätzbare Gesundheit durch solche nachtheilige Dinge nicht Schaden leiden; was ist es aber nöthig, daß wir unsern Untergang so theuer erkaufen?"

Zwei Jahre nach Oswalds Warnung versuchte der Preußenkönig Friedrich der Große (1712–1786) das Teetrinken zu unterbinden, hatte damit aber keinen Erfolg. Allein das zeigt schon, dass man sich über Nutzen oder Schaden dieses neuen Getränks uneins war. Der Tee hatte sich Anfang des 17. Jahrhunderts durch den Asienhandel der Niederländischen Ostindien-Kompagnie immer mehr in Europa verbreitet. Zur Jahrhundertmitte gelangte er nach England und etwa zur selben Zeit von den Niederlanden aus nach Deutschland, zunächst nach Ostfriesland. Dort wird heute noch zehnmal mehr Tee getrunken (pro Jahr und Kopf) als im bundesweiten Durchschnitt. So verwundert es auch nicht, dass bei den Ostfriesen das Sprichwort „Hebben wi geen Tee, mutten wi starven" (Haben wir keinen Tee, müssen wir sterben) nach wie vor in Umlauf ist.

Anderswo aber war man anfangs vom gesundheitlichen Wert des Teetrinkens nicht so überzeugt. Auch die Ärzteschaft schloss sich seinerzeit eher den Bedenken des „Alten Fritz" an. Und in Süddeutschland kursierte später eine dem Ostfriesenwort ganz und gar konträre Ansicht: *Wer den Brusttee armvoll genommen hat, kriegt leicht die Lungensucht.* Die Warnung war laut Höfler einst in Oberbayern verbreitet, wobei Schreger schon 1766 einen möglichen Grund dafür nannte, indem er sich auf den Tee im Allgemeinen bezog: „Wann man aber zu viel Thee trincket, so verzehret er die natürliche Feuchtigkeiten und trocknet sie durch sein allzuflüchtiges Weesen sehr aus."

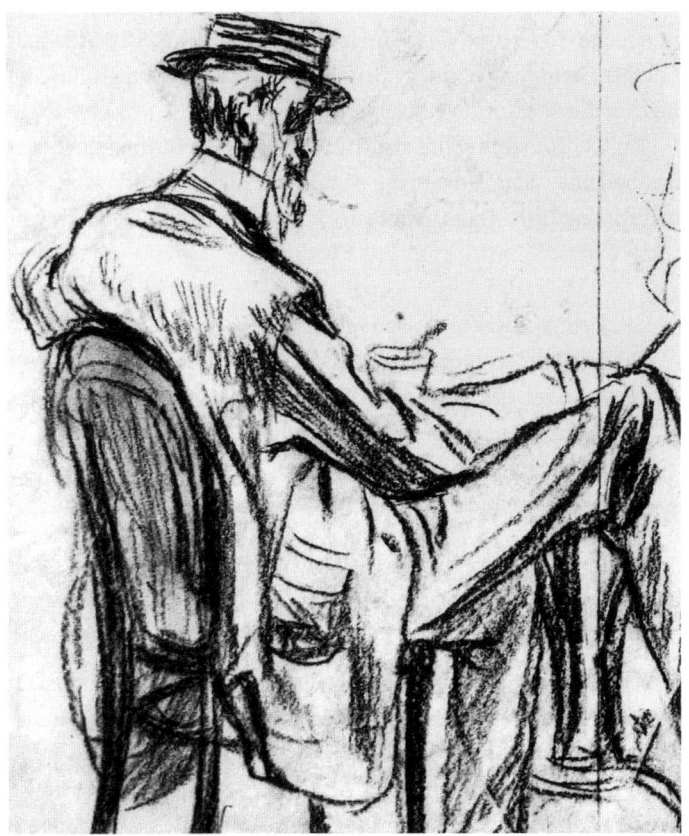

Kaffeetrinken war populär geworden: in einem Alt-Münchner Kaffeehaus um 1900

Nach obigem Sprichwort kam es nun bei einem übermäßigen Teekonsum auch leicht zu einer Lungensucht. Dabei war der meist aus der Apotheke bezogene Brusttee, in Maßen genossen, eigentlich als Mittel *gegen* die Lungensucht gedacht. Mit diesem Begriff bezeichnete man gemeinhin die Schwindsucht bzw. Tuberkulose. Für deren Ausbruch machte man darüber hinaus oft ausschweifende Tanzvergnügungen verantwortlich. So nannte Joseph Anton Eisenmann (1775–1842) im Jahr 1812 in seiner „Beschreibung der Haupt- und Residenzstadt München" zum Beispiel den Walzer einen „Alliierten des Todes und der Schwindsucht". Zu der Zeit wurde laut Eduard Stemplinger auch „katholischen Walzertänzern in der Beichte die Absolution verweigert".

Zu viel Brusttee sollte also zu Schwindsucht führen; doch war das beileibe nicht die einzige Krankheit, die angeblich vom Teegenuss herrührte. Dazu meinte der königliche Hofrat Feiler im Jahr 1821:

> „Es giebt nicht leicht ein Getränk, das von der einen Seite so sehr in den Himmel erhoben, und auf der andern so tief in die Hölle hinunter versetzt worden ist. Alle nur erdenklichen Krankheitszufälle und Gebrechen des menschlichen Geschlechts [...] wurden nun mit einem Mal dem leidigen Thee einzig und allein zugeschrieben [...] ich meines Orts kann es nicht zugeben, daß man den Thee als einen so allgemeinen und ungeheuren Sündenbock verlästert. Er ist in unzähligen krankhaften Zufällen und Kränklichkeiten ein ganz vortreffliches Getränk."

Dabei wies er noch auf die Engländer hin, „die bekanntlich auch sehr viel Thee [...] trinken. Der Thee kann also unmöglich ein ungesundes Getränk sein."

Was nun den „Brusttee" in normaler Dosis betrifft, so stellte ihn der Tölzer Arzt Höfler 1888 in die „endlose Reihe von pflanzlichen Mitteln gegen die Lungensucht". Der Ausdruck *a Arm voi Brusttee* fand aber auch im übertragenen Sinne Verwendung, wie

Franz Ringseis zu berichten weiß. In seinem Büchlein „I schaug mitm Ofarohr ins Gebirg" erklärt er im Abschnitt „Von da Liab und drum rum" die Redensart *Jetzt waar a Arm voi Brusttee recht* mit „Jetzt wäre ein Busen zum Schmusen recht".

Als mögliche Folge des Teekonsums galt aber zuvörderst nicht eine durch zu viel Brusttee verursachte Lungensucht, sondern eine Gichterkrankung, wie das etwa im überregionalen Reim „Teetrinker, frühe Hinker" angedeutet wird. Hier ging man davon aus, dass sich der „Teestoff" als schädlicher „Harnstoff" in den Gelenken absetze. Odilo Schreger selbst war der Ansicht, dass durch das viele Teetrinken, das „ganz Europa überschwemmet" habe, eine „Cacocimia" entstehen würde. Darunter verstand man im Hippokratismus eine schlechte Mischung der Körpersäfte.

Ähnliche Skepsis wie beim Tee brachte man in Bayern anfangs auch festen Nahrungsmitteln wie den Kartoffeln entgegen, während etwa Kraut seit jeher starke Befürworter hatte.

KRAUT & KARTOFFELN

Der Volksmund bezeichnet Sauerkraut, das heißt vergorenen Kohl, als Lieblingsspeise der Deutschen: „Der Deutsche nichts lieber kaut als Bratwurst und Sauerkraut." Dieses alte Sprichwort ist noch immer zutreffend, verzehrt doch auch heute noch keine Nation weltweit mehr Sauerkraut als die Deutschen.

Der Reim sagt hingegen noch nichts über den medizinischen Wert dieser Speise aus. Diesen unterstrichen zum Beispiel der bayerisch-schwäbische Wasserdoktor Sebastian Kneipp (1821–1897) oder der französische Bakteriologe Louis Pasteur (1822–1895). So sind denn auch die heilsamen Eigenschaften des Sauerkrauts wie etwa bakterientötend, darmreinigend oder nervenberuhigend unbestritten. In Frankreich hieß es sogar sprichwörtlich, dass eine Kohlsuppe den Arzt um eine Einnahme von fünf Sous bringe: „Un bouillon de choux fait perdre au médecin cinq sous".

Ähnliches behauptete man auch in dem deutschen Spruch „Der beste Krautesser wird am ältesten". Der Oberpfälzer Volksmund drückte das so aus: *Wer lang Kraudbröy hintar'n Unfa-r ißt, werd an alds Mandla* (Wer lang Krautbrühe hinter dem Ofen isst, wird ein altes Männlein).

Welch große Rolle dieses Kraut auch in Bayern spielt(e), verdeutlichen sprichwörtliche Vergleiche und Redensarten wie etwa: *si zvui Kraut rausnehma* (sich zuviel erlauben), *s Kraut hüt'n müssn* (wenn eine beim „Krauttanz" einer Bauernhochzeit nicht aufgefordert wurde), *oan aufm Kraut fressn* (mit jemandem nebenbei fertigwerden), *net amoi guat aufs Kraut sein* (zu gar nichts taugen), *oam s Kraut ausschüttn* (es sich mit jemandem verderben) oder *Dös waar oane aufs Kraut affi!* (Das wäre eine aufs Kraut hinauf!; über eine ländliche Schönheit).

Über die Mahlzeiten auf den Bauernhöfen des 20. Jahrhunderts im niederbayerischen Rottal heißt es etwa bei Maria Gruber: „Kraut war dabei groß geschrieben auf jedem Hof. Vor der Mittagsmahlzeit und vor dem Abendessen gab es ein Schüsserl Sauerkraut gekocht und mit Brandschmalz aufgeschmalzen und Schnittlauch drauf." Das Kraut kam dabei natürlich aus der Eigenproduktion; es war eingehobelt und (teils mit Holzschuhen) in Fässer eingetreten worden.

Dass „Kraut die Haut füllt" (*Kraud fülld d'Haud*) war zudem ein volksläufiger Hinweis darauf, dass mit dem Verzehr von Sauerkraut auf billige Art und Weise der Hunger gestillt werden konnte. Demzufolge war einst ein strenger Kohlgeruch gleichbedeutend mit „Armeleutegeruch". Und die Armen beschafften sich den Kohl mitunter kostenfrei. So berichtet Maria Gruber, dass Diebe im Rottal, die Krautköpfe vom Feld stibitzt hatten, dort eine Nachricht mit dem damals auch bei anderen Anlässen gebrauchten Reim *Wer auf Gott vertraut, braucht koa Sauerkraut* hinterließen. Wahrscheinlich waren die Diebe hier nachts zu Werke gegangen.

Nachts Kraut zu essen, war wiederum in der Oberpfalz verpönt, denn: *Wenn man nachts Kraut isst, schaut der Tod zum Fenster herein* bzw. *Wenn man nachts Kraut isst, träumt man von toten Leuten.* Dabei handelte es sich natürlich um einen Aberglauben, aber in der Oberpfalz hieß es ja: *Ich glab da allas, blous koi Erdepfl* (Ich glaub/klaub dir alles, nur keine Erdäpfel). Das Wortspiel kursierte nicht von ungefähr gerade in dieser Region, die man einst als „Erdäpflpfalz" bezeichnete. So schreibt der Weidener Arzt Wilhelm Brenner-Schäffer im Jahr 1861: „Ein großer Theil der Bevölkerung, besonders alle Armen, viele Häusler und Taglöhner leben Jahr aus Jahr ein nur ausschließlich von Kartoffeln und selbst gebackenem oder erbetteltem Brod." Über die armutsbedingte Einheitskost beklagte sich denn auch der oberpfälzische Volksmund: *Erdäpfl in der Fröih; Mittags in der Bröih. Af d'Nacht in die Häut; Erdäpfl in Ewigkeit!* (Kartoffeln in der Früh, mittags in der Brüh. Nachts in den Häuten, Kartoffeln in Ewigkeit!).

Dabei erkannte man den Wert einer Kartoffelkost durchaus an: *Hardepfl macha weiti Darm* (Erdäpfel machen weite Därme). Sie sollen also offenbar die Verdauung befördern, was in der Tat von der modernen Medizin bestätigt wird. Schließlich sind Kartoffeln reich an Ballaststoffen und haben auch sonst noch eine Menge gesundheitsfördernder Eigenschaften. Das bestätigt zum Beispiel ein altes Rätsel: *Es erst is rund, es zwoat is rund, es dritt is rund – und allsz'samm is rund und gsund!* Was ist das? Die Antwort: *D'Erdäpfelknödl.* Und warum hat der Herrgott die Erdäpfl geschaffen? Antwort: Damit die armen Leute auch einen haben, dem sie *d'Haut abziahgn könna.*

Allerdings glaubte die Oberpfälzer Landbevölkerung anfangs nicht so recht an den Nährwert von Kartoffeln, was sich etwa in dem Spruch *Hardepfl wer'n z' Wassar* (Erdäpfel werden zu Wasser) widerspiegelt. Und um die Mitte des 18. Jahrhunderts schrieb der spätbarocke, geistliche Bestseller-Autor Odilo Schreger in seinem „Speiß-Meister": „In Bayerland achtet man die Erd-Aepfel gar wenig [...]. Mit den Erd-Aepfeln wird auch das Vieh gemästet, sonderlich die Schweine [...] dahero nennt man sie auch Sau-Brod".

Wie aber war das anfängliche „Sau-Brod" überhaupt ins Bayerland gekommen? Die Bezeichnung „Kartoffel" – anfangs noch „Tartuffel" – leitet sich durch Dissimilation (T zu K) vom italienischen Wort für „Trüffel", nämlich „tartufolo", dem Diminutiv von „tartufo", her. Mancherorts nannte man sie denn auch „Bauerntrüffel".

Bei „Solanum tuberosum", so der wissenschaftliche Name der Kartoffel, handelt es sich um einen Neophyten, eine Pflanze also, die ursprünglich nicht in unseren Breiten vorkam. Sie gelangte Ende des 16. Jahrhunderts aus Südamerika nach Europa, fand dort aber erst Mitte des 18. Jahrhunderts größere Verbreitung. In Deutschland war dafür maßgeblich Preußens Soldatenkönig Friedrich Wilhelm I. (1688–1740) verantwortlich, der die Kartoffel zwangsweise einführte. Selbst sein Sohn, Friedrich der Große (1712–1786), musste aufgrund der Widerstände der Bauernschaft noch staatliche Aufseher beim Kartoffelanbau einsetzen.

Auch in Bayern war, wie erwähnt, anfangs die Skepsis groß. Später aber ist die nährstoffreiche Kartoffel zu einem der wichtigsten Grundnahrungsmittel geworden, vor allem als in den Notzeiten zu Beginn des 19. Jahrhunderts die Lebensmittelpreise rasant stiegen und Getreide rar wurde.

In der besagten „Erdäpflpfalz" sollen die Kartoffeln zuerst in deren damaliger Hauptstadt Amberg eingeführt worden sein und etwa gleichzeitig begann man Anfang des 18. Jahrhunderts mit dem Anbau in der Nachbarregion, dem „Wald". So bemerkte der Waldkirchener Arzt Dr. Leopold Nußhardt (1772–1842) im Jahr 1804: „Die Kartoffel [sic] kamen vor 70 Jahren in's Land und verbreiteten sich langsam. Man kann zu viele oder speckichte, scharf schmeckende oder überlriechende essen, kein Wunder, wenn dann Nachtheile entstehen, wovon das ‚Journal für Deutschland' vom Jahre 1786 klägliche Beispiele schildert."

An anderer Stelle hebt Nußhardt aber auch die positive Rolle hervor, die Kartoffeln bei der Ernährung der Leute im Unteren Bayerischen Wald einnahmen: „Sogenannte saure Suppe aus geronnener Milch, Sauerkraut, Erdäpfel, derbe Roggenklöse, mitunter meist Schweinefleisch, schwarzes, rauhes Roggenbrod, während der Mastochse mit den schönsten Körnern befriedigt wird, ist da die gewöhnlichste Volksnahrung; die ärmere Klasse erhält sich, besonders in theuren Zeiten, fast ganz von den so wohlthätigen Erdäpfeln."

Ein halbes Jahrhundert später zitiert Heinrich Reder ein altes Schnaderhüpfl aus dem Bayerischen Wald: *Vom Wald bin i aussa, vom Land der Kultur, Da ißt ma d'Erdäpfel sammt der Mountur.* Das findet sich 120 Jahre später bei Paul Friedl wieder: *Vom Wald san ma außa, vom Land der Kultur, und da frißt ma die Erdäpfl samt der Montur* (Wir sind vom Wald heraus, aus dem Land der Kultur und da isst man die Kartoffeln mitsamt der Haut).

Dort verwendete man früher die Erdäpfel auch für ein typisches Armeleuteessen. So heißt es in einem alten Neckspruch über Schlag, jetzt ein Ortsteil von Kirchdorf i. Wald: *Z' Schlo ent hamd d'Hennar an Sterz davozogn!* (In Schlag drüben haben die Hühner einen Sterz davongezogen!). Beim „Sterz" handelt es sich um ein bröseliges Kartoffelgericht, das der Professor für Geschichte an den Universitäten Landshut und München, Johann von Delling, 1820 folgendermaßen beschrieb: „Der Sterz – eine Art von Mehlspeise bei dem gemeinen Volk. Man gießt siedendes Wasser in geröstetes Mehl, und richtet es mit Schmalz zu einer dicken Speise zu."

Zur anfänglichen Verwendung der Erdäpfel in Oberbayern wusste Max Höfler im Jahr 1888 Genaueres: „Sie wurden in Tölz zuerst von der alten Höckhin als Viehfutter gepflanzt vor ca. 80-90 Jahren."

Die Bedeutung der Erdäpfel für die Bayern zeigt schließlich eine Redensart, die einem Euphemismus, einer verhüllenden Umschreibung also, gleichkommt: *d'Erdäpfe von untn oschaugn* (gestorben sein).

Dem Tod lange trotzen konnte man aber angeblich mit Geschmalzenem und selbst dem Tabakschnupfen schrieb man gesundheitlichen Wert zu.

SCHMALZ & SCHMAI

Die Verwendung von Schmalz in der Zeit zwischen den zwei Weltkriegen wird zum Beispiel in Maria Grubers Autobiografie „Mit Stieren ackern" wie folgt geschildert:

> „Mit Schweinefett hat man früher bei den Bauern gebacken, Küchel, Krapfen, Haubn, Hasenöhrl, Zwetschgenbavesen, Apfelscheiben, Nüsserl aus Rahm. Das Schmalzgebackene gab es am Freitag, denn da war Abstinenztag oder beim Dreschen und wenn die Dienstboten wechselten zu Lichtmess und zur Raunacht. Ein weiterer Grund zum Backen war auch gegeben, wenn das Brandschmalz zu Ende war. Brandschmalz war das Schweinefett, worin das sog. Schmalzgebackene ausgebacken wurde. Dieses Brandschmalz wurde auch zum Kochen hergenommen, z. B. zum Sauerkrautschmalzen, zum Schwammerlrösten und zum Nudlbraten. Zum Pfannenkuchenbacken gabs Butterfett."

An schmalzgebackenen Küchl und Krapfen konnte man sich also u. a. freitags (am fleischfreien „Abstinenztag"), an Lichtmess (2. Februar) und zur Rauhnacht, der Zeit zwischen Weihnachten und Heilige Drei Könige, erfreuen. Die Wiederverwendung von „Brandschmalz", einem Schmalz also, worin, so Delling 1820, „schon einmal etwas gebacken worden ist, und welches folglich schon gebrannt hat, d.i. erhitzt worden ist", zeugt davon, dass man mit Schmalz sparsam umging. Das betraf insbesondere die karge Verköstigung der Dienstboten, deren Hauptnahrungsmittel oft nur Hirsebrei war. Doch sie konnten sich zumindest am *g'schmalzen Samsta*, das war in Bayern einst der Samstag vor dem Fastnachtsonntag, an geschmalzenen Mehlspeisen gütlich tun.

Diese machten Männer angeblich stark und widerstandsfähig: *An ghaberten Roß und an gschmalzenen Mo, ko koa Teifi was o.* Ein reichlich mit Hafer gefüttertes Pferd und ein Mann, der sich von gut geschmalzenen Speisen ernährt, sollten also vor Energie nur so strotzen. Nicht einmal der Teufel könnte ihnen etwas anhaben.

Was nun den Hafer betrifft, so war der in Europa jahrhundertelang nicht Viehfutter, sondern das Hauptnahrungsmittel der ärmeren Schichten des Volks. Diese lebten vorwiegend von Haferbrei oder Hafergrütze und wussten den hohen Gesundheitswert von Hafer durchaus zu schätzen. Sprüche wie „Hafer schleimt den Magen an", „Habermark macht d'Buebe stark" oder die Bauernregel „Der Hafer ist der Doktor fürs Land" zeugen davon. Erst als sich gegen Ende des 18. Jahrhunderts die Kartoffel durchsetzte, war der für Menschen so überaus nahrhafte Hafer nur noch gut genug für den Pferde- bzw. Rossstall.

Zu dem in obigem Reim gebrauchten Ausdruck *Roß* heißt es übrigens in einem Gstanzl des Bayerwald-Schriftstellers Paul Friedl: *Wer hat von an Pferd bei uns scho was ghört, bei uns kennt ma bloß, an Heiß und a Roß* (Wer hat bei uns schon was von einem ‚Pferd' gehört, bei uns kennt man nur einen Junghengst und ein Ross).

Schmalz soll aber nicht nur Kraft geben, es ist im Bairischen im übertragenen Sinne auch ein Synonym dafür. Insofern kann eine provokative Frage wie *Host a Schmoiz?* durchaus als Kampfansage gelten. Bei einer Rauferei käme einem dann möglicherweise das *Irxnschmoiz*, die Kraft der Achseln, zustatten.

Butterschmalz wiederum brauchte man früher für einen Schmaizler bzw. Schmalzler, den Schnupftabak. Der erfreute sich insbesondere im Bayerischen Wald großer Beliebtheit. So schrieb Heinrich Reder 1861:

„Wenn die Wassersuppe und Kartoffeln den Lebensmuth des Waldlers gar zu sehr herabgedrückt oder wenn die Kraft der Schmalzkücheln über dem Schwingen des Dreschflegels verdunstet, verleiht ihm Trost und Stärke eine Prise ‚Brisil'. Mit diesem seinen ‚Schmalzler' weiß er in Gleichmuth alles Leid, alle Tücke des Schicksals gelassen zu ertragen; er ist ein Ausgleichungsmittel zwischen Hofbauer und Häusler, zwischen reich und arm, hoch und niedrig. Sofern der Schnupftabak als eine Speise für die Nase angesehn werden kann, mag er, wie andre gethan, zu den Nahrungsmitteln gerechnet werden.

Die Gewohnheit seines Gebrauchs erstreckt sich über den ganzen Wald und der Waldler richtet sich dieses Reizmittel mit Berücksichtigung der schon mehr oder minder abgestumpften Geruchsnerven mit vieler Sorgfalt selber zu. Den aus den schlechtesten Blättern bestehenden Rohstoff erhält er gesponnen, mit Pflanzensäften gebeizt und in Ochsenhäuten eingenäht aus Brasilien. In einem Mörser zu Pulver gerieben, mit Kalk, Pottasche und Schmalz versetzt füllt er ihn in kleine zierlich übersponnene Glasfläschchen, um sich und andre zu laben. Das Schmalz, sagt er, erhält dem Tabak das Aroma, Pottasche und Kalk macht ihn scharf. [...] Bayern soll von allen europäischen Ländern verhältnißmäßig den meisten Brisil verbrauchen, in welchen Geruch es seine Waldler gebracht haben [...].

Die Nasen gewinnen durch den Brisil nicht an Schönheit und deßhalb erscheint es löblich, daß das Schnupfen für das weibliche Geschlecht verpönt ist, das nur in alten Weibern der alles versuchenden Eva ein kleines Contingent stellt. Wie sehr diese Unsitte wegen ihres die Gesundheit benachtheiligenden Einflusses schon getadelt wurde, so huldigt der Waldler nach wie vor dem Götzen Nikotin."

Das hatte 1860 schon der Dichterjurist Felix Dahn (1834–1912) hervorgehoben, als er noch Privatdozent an der Münchner Universität war: „Wie hoch in Ehren der Mann des Waldes diesen Tabak hält, lehrt das Schnaderhüpfl: ‚I wollt i war am Rachel Und der Berg war von Brisil, Daneb'n a Forellnbachl Kunnt' mi gern habn, wer mi will'" (Ich wollt, ich wär am Rachel, und der Berg wäre aus Bresiltabak, daneben ein Forellenbächlein, dann könnte mich gern haben wer will). Der Große Rachel ist mit einer Höhe von 1.453 Metern der

zweithöchste Berg Ostbayerns, den nur noch der „König des Bayerischen Waldes", der Große Arber, übertrifft.

Reder steuert hier noch ein weiteres Schnadahüpfl bei: *He grüß
di Gott Waldler, wo kommst du denn her? Du hast an guatn Schmalzler, geh
gib a Pris' her.* Desgleichen wird in einem alten Waldlerlied behauptet: *Und was a echter Waidler is, der halt ebbs auf a frische Pris.* Das *Schmai-
glasl,* so Reinhard Haller, galt als Symbol der Männlichkeit, was ein
Bodenmaiser Sprichwort verdeutlichte: *Wer kein Schnupftabakglasl
im Hosensack hat, muß der Henn auf der Gred ausweichen,* also der Henne
auf der Eingangsfläche vor dem Haus.

Und noch 1982 erklärte der Bayerwald-Dichter Paul Friedl, nach
dem Hofnamen seines Großvaters „Baumsteftenlenz" genannt, in
einem seiner Schnaderhüpfl den Schnupftabak zum Kennzeichen
der Waldler: *Vom Wald san ma außa, dös kennt uns ja o, mir ham ma 'n
Tabak am Schnauzbartl dro* (Wir sind vom Wald heraus, das merkt
man uns ja an, wir haben den Tabak am Schnauzbart dran).

Doch nicht nur in Niederbayern, auch in der Nachbarregion
Oberpfalz erfreute sich der *Schmalzler* großer Beliebtheit. Dort war
es, so berichtet Franz Xaver Schönwerth, 1857 noch üblich, das
Geschäft des „Gevattergewinnens" mit dem „Herumreichen des
Gevattertabakes, Schmalzler" zu beschließen. Die Bereitschaft, „zu
Gevatter zu stehen" war natürlich nichts anderes, als die Zusage,
als Taufpate/Taufpatin zu fungieren.

Ein heute noch überregional angewendeter *Schnupfaspruch* lautet: *Si in de Augn schaun, auf Gott vatraun, zimftig oane auffihaun!* (Sich in
die Augen schauen, auf Gott vertrauen, zünftig eine hinaufhauen!).
Mit Letzterem ist gemeint, „eine Prise (flott die Nase) hinaufziehen".

Wie bereits erwähnt, wurde die dadurch aber nicht schöner,
was der Volksmund so zum Ausdruck brachte: *Wer regelmäßig
schnupft, kriegt einen richtigen Kumpf.* „Kumpf" war eigentlich das
Wort für den Wetzstein-Behälter, wurde aber bildlich dann auch
auf eine große Nase angewendet. Für deren Pflege benutzt ein

Rast im Bayerwald: Ein Waldler gönnt sich eine Pris (19. Jahrhundert)

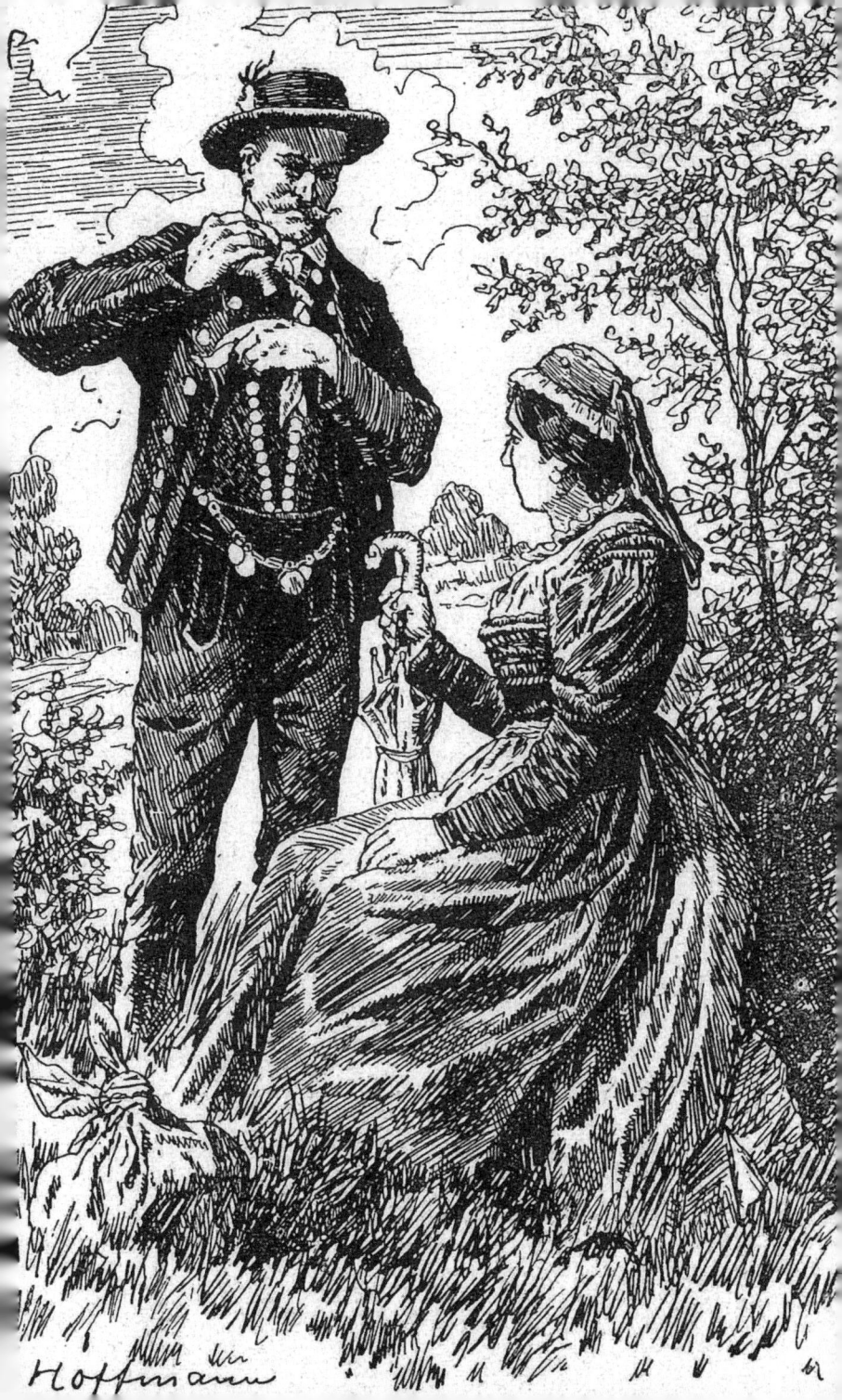

Schnupfer ja das unverzichtbare Nasen- bzw. Schnupftuch, früher „Nasenwischer" oder „Fetzentüchlein" genannt.

Das Aussehen der Nase störte die Schnupfer aber weniger, für sie galt vielmehr der sprichwörtliche Reim: *A gscheida Schmai schmeckd oiwei* (Ein richtiger Schnupftabak schmeckt immer). Und auf Schnupftabakbehältern (solche sind z. B. im Schnupftabakmuseum Grafenau zu besichtigen) finden sich Sprüche wie *Kameradschaft und a Schmai s'is beste allawei* (Kameradschaft und ein Schmalzler, das ist jederzeit das Beste) oder „Der eine schnupft zum Zeitvertreib, der andre aus Verdruss, der dritte, weil er Kreuz und Leid beim Weib ertragen muss".

Ein Schmai vertrieb aber angeblich nicht nur Langeweile und Kummer, sondern sollte auch noch gesund sein: *Mist auf d'Wies und Mist in d'Nas – Geld und Gsund bringd dies und das.* Mit dem „Mist in der Nase" ist bei diesem volkstümlichen Reim, den u. a. Josef Voment anführt, natürlich der *Schmai* gemeint und *Gsund,* abgeleitet vom althochdeutschen „gisunt", war die bairische Version für das hochdeutsche „Gesundheit".

So hieß es etwa im Bairischen *der liab Gsund* und *an guatn Gsund hobn* bedeutete so viel wie „von Natur aus robust sein", „über eine gesunde Konstitution verfügen". Bei Franz Xaver Bronner heißt es denn auch bei der Beschreibung des „Charakterkopfs eines altbayerischen Oberländers": „Welch markige Kraftgestalten unter den Jägern, Flößern und Holzknechten unseres altbayerischen Hochgebirges zu treffen sind, davon gibt das vorstehende Bild ein schönes Beispiel. Unser Forstnertoni, ein stämmiger Fünfziger, hat ‚einen G'sund', eine solch unverwüstliche Natur wie die einsame, knorrige Bergföhre droben im schroffen Gewänd."

Auch im Bayerwald sagte man oft über schier unverwüstliche Leute, sie hätten *an eisern Gsund.*

Warum aber sollte ausgerechnet der *Schmai* den *Gsund* bringen? Hier wäre zum einen sein Einsatz als Niesmittel anzuführen. Mit dem ausgestoßenen Nasenschleim glaubte man ja, auch schädliche Partikel loszuwerden. Und zum anderen wurde Schnupftabak tatsächlich gegen Kopf- und Zahnschmerzen sowie Asthma und Augenleiden eingesetzt. Doch schon 1753 hatte Odilo Schreger vor übermäßigem Gebrauch des „Toback schnupffens" gewarnt: „Geschihet es aber allzu offt, so ist es sehr schädlich." Das könne, so Schreger, zu einem Schlaganfall, bairisch *das Schlagl*, führen. War es dazu gekommen, empfahl er dann u. a. „Stecke ein Stück von Rollen-Toback an statt eines Zäpffleins in den Hintern, und binde einen Bindfaden daran."

1821 äußerte sich Johann Nepomuk Feiler ebenfalls sehr kritisch: „Schnupfen und Rauchen ist und bleibt eine Unart; und wären wir mit dem Tabak nie bekannt geworden, so hätten wir wirklich nichts verloren [...]. Was zuvörderst das Tabakschnupfen betrifft, so läßt sich davon durchaus kein Nutzen nachweisen."

Um die Mitte des 19. Jahrhunderts vertrat der königliche Hofstabsarzt Joseph Wolfsteiner eine ähnliche Meinung zum Bresiltabak im Bayerwald:

„Die Wirkungen dieses Tabakes verändern wohl die Sterblichkeit nicht nachweisbar, sie sind aber gewiß schädlich [...]. Der Tabak ist ein scharf-narkotisches Gift, das sehr lange oder übermäßig genossen einen schädlichen Einfluß auf das Nervensystem üben muß. Ökonomen im Walde behaupten auch, man beobachte nicht selten, daß Knechte, die ‚starke Schnupfer' sind, auf dem Felde hinfällig werden, nicht mehr arbeiten können, wenn ihnen der Schmalzler, ihr gewohntes Reizmittel, plötzlich mangelt. Diese Erfahrung läßt vermuten, daß das Schnupfen, übermäßig getrieben, in analoger Weise auf das Nervensystem wirkt wie Opium und Branntwein."

Darüber hinaus hat man das bayerische „Luxusgenussmittel Schnupftabak" (Wolfsteiner) oft als „bayerisches Kokain" bezeichnet. Von Betäubungsmitteln sprach hier zu Anfang des 20. Jahrhunderts auch der bei Eduard Stemplinger zitierte Bräu von St. Oswald (heute: Sankt Oswald-Riedlhütte im Lkr. Freyung-Grafenau): „Hab

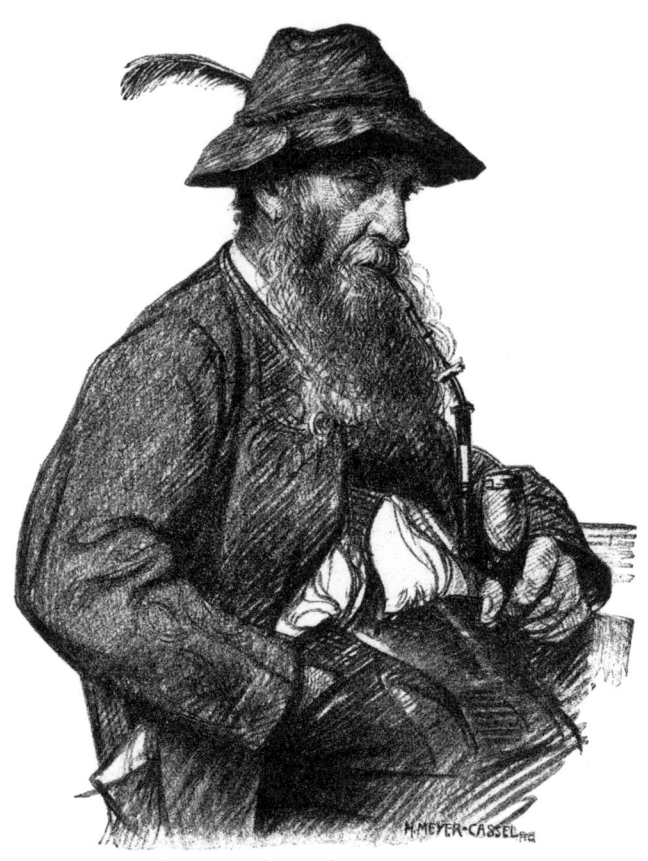

Der besagte altbayerische Oberländer (der „Forstnertoni"), ausgestattet mit einem G'*sund*

i letzthin glesen, Bayern importiert am meisten Brasiltabak; da moant er natürli uns Waldler; denn unter hundert schnupfen neunundneunzig, dös is wahr. Aufs Fleisch kinnen mir verzicht'n, auf d' Zeitung. Meinthalb'n auf d' Frauenzimmer aa no, aber aufn Schmalzler, na! Dös is unser Opium und Morphium."

Als Charakteristikum für Bayerwaldler kann aber der Schmai mittlerweile nicht mehr gelten. So stellte Paul Friedl, der „Baumsteftenlenz", 1986 fest: „Der Bayerische Wald hat eine lange gepflegte Eigentümlichkeit verloren: der echte ‚Brisil' oder auch ‚Waldler Schmalzler' ist verduftet, die Schnupfer sind zur Rarität geworden. Sie sterben zwar in absehbarer Zeit nicht aus [...] aber die Zeit ist vorbei, da es im Waldgebirge in fast allen Stuben, in allen Wirtshäusern, in der Eisenbahn und in der Kirche nach dem ‚Schmai' roch."

Heutzutage kommt denn auch beim Schmalzler bzw. Brasil aus Konservierungsgründen nicht mehr das namengebende Butterschmalz, sondern Weißöl zum Einsatz. Zudem ist der populärste Schnupftabak jetzt der sogenannte, ursprünglich aus England stammende und nicht selten aromatisierte, Snuff. Der wird meist aus amerikanischen Virginia-Tabaksorten hergestellt. Weltmarktführer ist hier eine niederbayerische Firma.

Das Tabakschnupfen hatten ja hie und da auch Frauen versucht, doch war das in erster Linie eine Dömane der Männer gewesen. Manche Gesundheitsempfehlungen waren denn auch je nach Geschlecht unterschiedlich.

MANNALEIT & WEIBERLEIT

Was sollte Männern helfen, den Frauen aber schaden? Dem Volksmund nach war das zum Beispiel der Pfeffer: *Pfeffer hilft dem Mann aufs Pferd, der Frau unter die Erd'*. Zu dem Reim schrieb Gottfried Lammert 1869 in Bezug auf „Volksmedizin und medizinischer Aberglaube in Bayern", dass „Gewürze wie Pfeffer" nunmehr „unter dem Volke" als „Erregungsmittel" gelten.

In der Tat ist Pfeffer von Männern bisweilen als Aphrodisiakum benutzt worden, während ein derart scharfes Gewürz als tödliche Gefahr für zarte Frauen eingestuft wurde. Letzteres galt erst recht bei der ursprünglichen Fassung dieses Sprichworts. Da war nämlich nicht von Pfeffer, sondern von der Petersilie die Rede. Und die gebrauchten Männer einst ebenfalls zur sexuellen Stimulanz, während die Frauen deren Samen und Wurzeln als mitunter letales Abtreibungsmittel nutzten. Die Ausgangsversion mit der Petersilie soll schon im 17. Jahrhundert im Holländischen vorgekommen sein und wahrscheinlich gelangte der Spruch von den Niederlanden in den deutschen Sprachraum.

Dass die Petersilie einst als Abortivum eine bedeutende Rolle spielte, zeigt der Umstand, dass im Mittelalter Straßen mit „Frauenhäusern", also Bordellen, bisweilen „Petersiliengassen" hießen. Dort griff man ja besonders oft auf die Petersilie als Abtreibungsmittel zurück.

Doch auch die Kunden bzw. Freier setzten in den „Freudenhäusern" die Gesundheit aufs Spiel, wie das deutsche Sprichwort „Im Hurenhause einen Fuß, im Spital den andern" explizit besagt. Dazu passt ein auch aus Bayern überlieferter Reim: *Drei W bringen viel Pein: Weiber, Würfelspiel und Wein*. Welche „Weiber" hier gemeint sind, erhellt ein ähnliches, allgemeindeutsches Sprichwort: „Wehe dem, der sich vor dreien nicht hütet: Wollust, Wein und Würfel." Hier wurde also „Weiber" durch „Wollust" ersetzt. Und ein weiterer Volksreim klärte darüber auf, vor welchen „Weibern" man sich hüten sollte: „Feile Dirnen, Würfel und Trank machen Haus und Leben krank".

„Feile Dirnen" bzw. käufliche Mädchen pflegt(e) man in Bayern auch *Kebswei, Flucka, Matz, Flietscherl, Musch, Luada, Schlogerin, Schicks, Schlampn* oder *Schnoin* zu nennen. Der letztgenannte Ausdruck wird von Josef Fendl folgendermaßen erklärt: „A Schnojn ist eine ‚Dame vom liegenden Gewerbe'". Das inzwischen ausgestorbene „Schlogerin" bzw. „Schlagerin" kommt von „sich herumschlagen" her, bezieht sich also auf eine, die umherzieht und – so Andreas Schmeller – „der Liederlichkeit nachgeht". Demzufolge nennt Schmeller eine Schlagerin „Priesterin der Vulgivaga". Das wiederum war der verunglimpfende Beiname der römischen Liebesgöttin Venus, der so viel wie „die Umherschweifende" bedeutet.

Das Synonym „Kebsweib" – wobei „Kebs" wortgeschichtlich u. a. mit dem spanischen Wort für „Nebenfrau", nämlich „manceba", zusammenhängen soll – taucht bei Heinrich Heine als „Kebsin" auf. Im Bairischen gab es zudem den *Kebser*, einen „Adjunct, den eine Frau ihrem Manne zur Erleichterung der Ehstandspflichten zuordnet" (Schmeller bzw. „Deutsches Wörterbuch" der Gebrüder Grimm). *Kebswei* im Sinne von „Konkubine" war noch im 18. Jahrhundert in Bayern ein allgemein üblicher Begriff.

Zu jener Zeit soll es dort nicht an Frauen gemangelt haben, die zu Liebesdiensten bereit waren und somit das Risiko für Geschlechtskrankheiten wie etwa die „Franzosenkrankheit" (Syphilis) erhöhten. So berichtete der Schriftsteller Johann Kaspar Riesbeck in seinen 1780 anonym veröffentlichten Briefen „eines reisenden Franzosen durch Bayern" von diesbezüglich wenig schmeichelhaften Zuständen: „Wer nur ein wenig den Herrn machen kann, muß seine Mätresse haben; die übrigen tummeln sich um einen sehr wohlfeilen Preis auf den Gemeinplätzen herum." Diese Schilderung bezog sich auf die „Liebesdienerinnen" in München.

Außerhalb der Residenzstadt herrschten aber laut Riesbeck angeblich ähnliche Verhältnisse: „In diesem Punct ist es auch auf dem Lande nicht besser. Als im bayrischen Krieg einige Rekrutten zu einem französischen Korps kamen, welches in der Gegend von Augspurg stand, fragte ein Gaskogner einen seiner Landsleuthe, der schon eine Kampagne in Bayern mitgemacht hatte, wie es daselbst um ein gewisses Bedürfniß stünde: ‚O!' antwortete dieser, ‚in Bayern findest du das größte Bordel von der Welt. Da zu Augspurg ist der Eingang, und zu Passau die Hinterthüre'.“ Mit dem „bayrischen Krieg“ ist hier wohl der Österreichische Erbfolgekrieg von 1740 bis 1748 gemeint, in dem Bayern und Franzosen Verbündete waren.

Da die Bordell-Behauptung von einem Gascogner stammte, ist diese natürlich mit einem gewissen Vorbehalt zu sehen. Schließlich gelten in Frankreich Leute aus der Gascogne als sprichwörtliche Aufschneider und Prahlhänse (bairisch: *Spruchbeitl*) und so ist das französische „gasconnade“ bei uns mit einer Münchhausiade gleichzusetzen. Gleichwohl sieht Riesbeck, der ja in Wirklichkeit der „reisende Franzose“ war, darin durchaus einen wahren Kern: „Ich habe die Anekdote von einem alten Offizier, und wenn sie gleich von einem Gaskogner ist, so ist es doch sicher keine Gaskonnade.“

Unterhielt übrigens ein Ehemann eine sexuelle Beziehung zu der Ehefrau eines anderen, so bezeichnete man das einst im Juristendeutsch als „Oberhurerey“. Die Ehe, sofern sie nicht zur „Oberhurerei“ ausartete, empfahl der deutsche Volksmund aber als probates Mittel gegen die besagten „Liederlichkeiten“: „Ehe ist gut für Hurerei“.

Dabei sollte man jedoch den Eintritt in den Ehestand nicht allzu lange hinauszögern: *Fröy afstain und fröy gfreid is seltn a Schodn* (Früh aufstehen und früh geheiratet ist selten ein Schaden). *Gfreid* ist in diesem oberpfälzischen Spruch eigentlich das Mittelwort der Vergangenheit zu „freien“, das heißt „um die Hand einer Frau anhalten“. Das dazu gehörende Hauptwort „Freier“ hat inzwischen aber eine spezielle Bedeutung angenommen und bezeichnet bekanntlich den Kunden des „horizontalen Gewerbes“.

Frühe Ehen waren einst bei den Landleuten schon deshalb angezeigt, da sich aufgrund der von Kindesbeinen an harten Arbeit

Alterserscheinungen viel eher einstellten. So gehörte denn im Bayern des 19. Jahrhunderts ein Landmann mit 40 Jahren bereits zu den Alten und auch die Weiber auf dem Lande wirkten, so Joseph Wolfsteiner, ab dem 30. Lebensjahr um einiges älter.

Ehen sollten allerdings nicht erzwungen werden: *Gezwungene Ehe bringt Herzenswehe*. Nachteilige Folgen für Leib und Leben hatten angeblich auch im Mai geschlossene Ehen: *Im Maien soll man nicht freien* (Im Mai soll man nicht heiraten). In Oberbayern wurde diese „alte Regel" um die Mitte des 19. Jahrhunderts „hin und wieder" noch befolgt, so Gottfried Lammert.

Alt war diese Empfehlung durchaus, denn sie war schon bei den alten Römern sprichwörtlich („vulgus ait"), wie der Dichter Ovid (43 v. Chr. – 17 n.Chr.) zu berichten weiß. Der Grund dafür, dass solche Ehen Unheil bringen sollen, war die römische Totenfeier der Lemuria, die Mitte Mai stattfand. Der Aberglaube der Römer wirkte bis in die Neuzeit im gesamten Abendland nach, ohne dass man sich des Ursprungs immer bewusst war. In Schottland etwa führte man die 1567 ebenfalls im Mai geschlossene Ehe von Maria Stuart und dem Earl of Bothwell, die ja bekanntlich alles andere als glücklich verlief, als einschlägigen Beleg an.

Und in Frankreich hieß es: „Mariages de mai ne fleurissent jamais" (Heiraten im Mai gedeihen nie). Dort hielt man Heiraten im Mai auch aus einem pragmatischen Grund für ungünstig. Daraus entstehende Kinder würden dann im darauffolgenden Februar geboren, also mitten in der größten Kälteperiode des Winters, eine Zeit, in der einst das Gebären besonders riskant war. Davon zeugt: „Qui mouette, févrette" (Wer im Mai heiratet, hat im Februar Kinder.) Noch drastischere Folgen prophezeite hier ein deutsches Sprichwort: „Hochzeit im Mai, ist der Tod dabei". Eine ältere deutsche Variante war hier etwa das 1690 von Erasmus Francisci (1627–1694) erwähnte „Im Mayen ist bös freyen".

Für die Heirat ist aber nicht nur der Monat, sondern auch der Wochentag von Bedeutung gewesen. So war in Bayern zum Beispiel der Tag der Freya verpönt: *Am Freitag heiraten die Lausigen!*, hieß es. Mit Letzteren waren keineswegs von Läusen befallene Personen gemeint, vielmehr ist das im Sinne von *Lauser* (erbärmlicher Mensch) zu verstehen. Hier wird oft auf alte germanische Sitten verwiesen, wonach Unfreie am Freitag heirateten, freie Germanen indes am Tag des Kriegsgotts Ziu, also am Dienstag.

Den Dienstag bestätigte in dem Zusammenhang der bayerische Historiker und Jurist Felix Dahn: „Die Hochzeit wird regelmäßig am zweiten Tag nach dem Verkündsonntag gehalten, also an einem Dienstag, weil dieser von aller bösen Vorbedeutung frei und gegen alle Zauberei und Hexentücke, gegen alle Wünsche böswilligen Neides, die etwa gegen die Hochzeitswerke geübt und gehegt werden möchten, vollständig sicher und gefeit ist."

Organisiert wurde eine Hochzeit auf dem Lande meist vom *Progroda* bzw. *Prograder*, dem Prokurator, der dafür sorgte (lat. „cura" = Sorge), dass alles *wia am Schnürl* lief. Der Begriff war insbesondere in den Alpenregionen Oberbayerns verbreitet, ansonsten nannte man diese Person mit rosmaringeschmücktem Hut (galt als Zeichen erwiderter Liebe) oder Wanderstock auch schlicht *Hochzeitslader*, bei den Waldlern *Houzatloda*. Die gaben bei der Hochzeit üblicherweise gesungene Vierzeiler auf Brautleute und Gäste zum Besten, sogenannte Hochzeitsgstanzl. Wie die Schnaderhüpfl waren das kurze Neckverse, wobei „Gstanzl" sich wohl von lateinisch „carmina stantia" (Stegreiflieder) oder vom italienischen Wort für „Strophe", nämlich „stanza", herleitet.

Bei Bauernhochzeiten ging es nun natürlich hoch her. Es kam oft vor, dass die Gäste schon den Vormittag mit „unmäßigem Essen und Trinken" verbrachten und dann beim Gottesdienst, „vom Trunke erhizt", zu „Aergerniß grober Art" Anlass gaben. Daher erließ die Königliche Landes-Direktion in Baiern 1807 eine Verordnung, dass die Kopulationen, also die kirchlichen Einsegnungen der Ehen, vor zehn Uhr vormittags zu erfolgen hatten. Außerdem hieß es in der von Hans-Jochen Vogel zitierten Verordnung, dass „sich die Hochzeitsgäste beim Zuge sowohl in die Kirche, als in der Kirche selbst aller Ungebührlichkeiten um so mehr

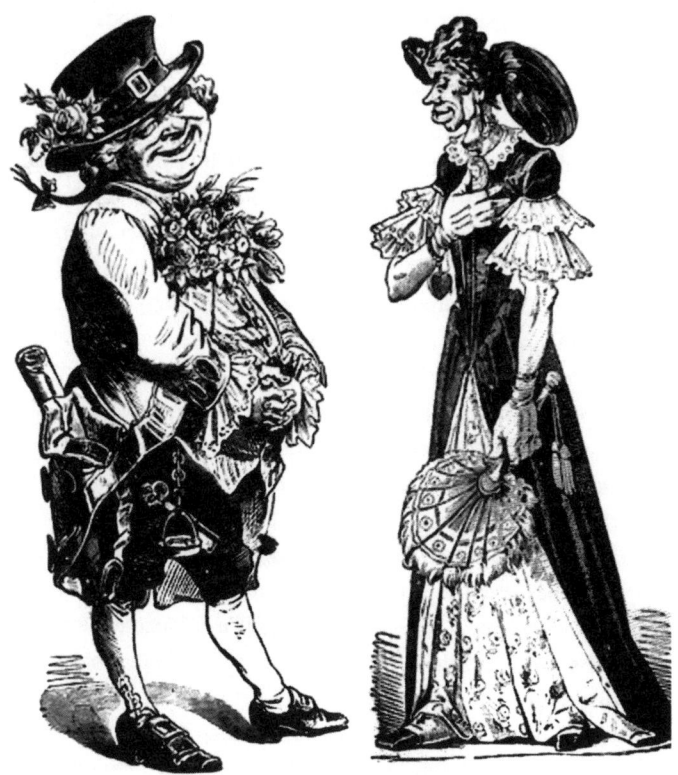

Ein auffälliges Brautpaar in der bayerischen Provinz: der Wastl und die Urschl

zu enthalten haben, als man sie außerdem nach Strenge bestrafen würde."

Waren aus dem Brautpaar dann Eheleute geworden, hatte der bairische Volksmund noch diese Weisheit parat: *Alte Manner, junge Weiber, gwissi Kinder – alte Weiber, junge Manner, gwissi Sünder* (Alte Männer, junge Weiber, gewisse Kinder – alte Weiber, junge Männer, gewisse Sünder). Die zwei Teile des Spruchs kursierten zudem als jeweils eigenständige Aussagen. Der erste Teil warnte offenbar hauptsächlich vor den gesundheitlichen Risiken für Kinder, die ein alter Ehemann mit einer jungen Frau zeugt. Dem liegt wohl ein gewisser Erfahrungswert zugrunde. So geht auch die moderne Medizin in solchen Fällen von einem erhöhten Allgemeinrisiko aus. Der zweite Teil wurde als großer Sündenfall betrachtet und hätte nach Volksmeinung überhaupt nicht vorkommen dürfen. Dennoch soll so etwas im 19. Jahrhundert besonders oft in Ober- und Niederbayern der Fall gewesen sein. Dort, so Franz Xaver Schönwerth, „findet sich neben der häufig großen Ungleichheit des Alters auch der häßliche Missstand, daß die Weiber um vieles älter sind denn die Männer." Einer seiner hochgestellten Bekannten empfand das, laut Schönwerth, denn auch als „Schweinerei".

Eine Schweinerei ist aber eher der folgende Doppelreim: *Weibersterbn is koa Verderbn, aba 's Roßvareckn is a Mannerschreckn* (Weibersterben ist kein Verderben, aber das Rossverrecken ist ein Männerschrecken). Die oberpfälzische Version lautete: *Weibarsterbm, koin Varderbm, Roßvreckn, graußar Schreckn* und in Oberbayern sagte man: *'s Weibersterbn is koa Verderbn, aber 's Roßvarrecka kon an Bauern schrecka.* Zur niederbayerischen Variante *'s Weibasterbn, Dös bringt 'n Bauern nöt ins Voderbn – Aba 's Roß verrecka, Dös tuat 'n daschrecka* meinte der Geistliche Josef Schlicht nur lapidar: „der schlaue bayerische Bauernspruch".

Dieser Spruch kursierte in vielen mundartlichen Formen im deutschsprachigen Raum und spiegelt – wenn auch ein gehöriger Schuss Ironie dabei sein mag – durchaus die einst herrschenden Prioritäten in mancher Bauernwirtschaft wider. Starb einem Bauern die Frau, so konnte er wieder heiraten und mit der Neuen eventuell Hab und Gut vergrößern. Starb ihm jedoch das vielleicht einzige Pferd als Arbeitstier weg, bedeutete das eine finanzielle Einbuße, wenn nicht gar eine Existenzgefährdung. Anschaulich bringt das dieser bei Wolfgang Johannes Bekh angeführte Dialektspruch zum Ausdruck: *s Weiwatsstarbm mecht an Moa niat arm, owa s Pfaavreckn bringtr nan oan Bettlsteckn* (Der Tod der Frau macht einen Mann nicht arm, aber das Pferdverrecken bringt ihn an den Bettelstab). Bei *Pfaà* handelt es sich um die oberpfälzische Einzahl für Pferd. Der Plural wäre *Pfara* bzw. *Pfada*.

Eine wenig emphatische Einstellung gegenüber dem bäuerlichen Eheweib ist zudem einem alten Schnaderhüpfl aus Adolf Eichenseers „Großem bairischen Gstanzlbuch" zu entnehmen: *Åber mei Wei håt d'Sai austriebn, han d' Sai und s' Wei ausbliebn. Mir waars net ums Wei, ums Wei, åber um d' Sai* (Aber mein Weib hat die Säue aufs Feld geführt, und die Säue und das Weib sind ausgeblieben. Mir ginge es nicht um die Frau, die Frau, aber um die Säue). Eine ähnliche Einstellung liegt dem Bauernspruch *A tots Wei tragt weg, a tote Sau tragt zua* zugrunde (Ein totes Weib trägt weg [schmälert den Besitzstand], eine tote Sau trägt hinzu).

Bäuerinnen kommen also in der patriarchalischen Bauernwelt meist schlecht weg. Davon zeugt auch dieser Rat aus dem Bayerischen Wald: *Aaf d Weibertskrankat und s Hundshinka derf ma nix gebn!* (Den Krankheiten der Weiber und dem Hinken der Hunde darf man keine Beachtung schenken). Aus derselben Region stammt die inhaltlich ähnliche Variante *Zwoa Weiber, drei Krankatn!* (Zwei Frauen, drei Krankheiten!).

Doch für gewisse Weiberkrankheiten in Ingolstadt glaubte Heinrich von Leveling 1797 die Ursache zu kennen: „Der schlanke Wuchs unserer Schönen wird öfters in der Stadt durch zu enge Schnürbrüste zum höchsten Nachtheile der Gesundheit erhöhet, und hierinn liegt der Saamen unheilbarer Krankheiten."

Frauen wurde indes – eher als Männern – Zählebigkeit zugeschrieben. So hieß es etwa in Oberbayern: *A gußeiserner Herrgott, a stoanerner Trog und a oids Wei hod an ewign Wert* (Ein gußeisernes Kruzifix, ein Steintrog und ein altes Weib haben einen ewigen Wert) bzw. *99 oide Weiba und a eiserna Schubkarrn is a ewigs Werk* (99 alte Weiber und ein eiserner Schubkarren sind ein ewiges Werk).

Überhaupt brauchte man sich gesundheitlich um Frauen angeblich weniger Sorgen zu machen, denn: *D'Weibar hobm neunarloi Haüt* (Die Weiber haben neunerlei Häute). Damit galten sie in Bayern für noch robuster als anderswo in deutschen Landen, wo dem weiblichen Geschlecht sprichwörtlich nur sieben Leben attestiert wurden: „Die Katzen und die Frauen haben sieben Leben."

Sehr gefährdet war die Gesundheit von Frauen jedoch bei einer Geburt. In der Oberpfalz lag die Kindbetterin früher meist *im Winkl*. Das war die Kammer neben der Bauernstube oder der kleine Anbau hinten am Haus, in denen üblicherweise Alte oder Kranke untergebracht wurden. Auch anderswo in Bayern bezogen Hochschwangere ein abgelegenes, lärmfreies Zimmer; den Vorgang bezeichnete man als *hintri kema*, also „nach hinten kommen".

Zu der Zeit war auch der Bauer in Angst und Sorge um sein Weib, wie etwa aus einem oberpfälzischen Wellerismus hervorgeht: *Falld ma laybar dar Ost wos dar Bam, sagt dar Baur – wenn sein Weib im Kindbette gefährlich daran ist* (Fällt mir lieber der Ast als der Baum, sagt der Bauer ...). Für Oberbayern überliefert Josef Voment nur die Kurzform: *Fallt ma liaba der Ast als wia da Baam!*

Wie gefährdet Frauen waren, die frisch entbunden hatten, verdeutlicht überdies die in der Oberpfalz gängige Feststellung *Es fliegt kein Vogel so schnell über das Haus, so ist es mit einer Kindbetterin aus.*

Erkrankte dann eine Kindbetterin bzw. Wöchnerin (der Ausdruck ist die Kurzform für das ursprüngliche „Sechswöchnerin"), war in Bayern das obligate Mittel zunächst Kamillentee. Der war aber nach Johann Nepomuk Feiler nicht einmal vorbeugend vonnöten. 1821 schrieb er: „Es ist [...] weder nöthig, noch ersprießlich, eine Wöchnerinn stets mit warmem Getränk, namentlich mit dem eckelhaften Chamillenthee zu ersäufen."

Starb aber eine Wöchnerin, blieb das, so ein sprichwörtlicher Glaube in Oberbayern, nicht ohne weitere Folgen: *Stirbt eine Wöchnerin im Dorfe, so müssen zwei andere in kurzer Zeit nachsterben.* Diese Ansicht kursierte auch in der Steiermark. Hier wie dort wird sie mit dem einst so gefürchteten Puerperalfieber, gemeinhin als Kindbett- bzw. Wochenbettfieber bekannt, in Verbindung gebracht. Diese Infektionskrankheit, die oft eine tödliche Sepsis nach sich zog, sorgte bis weit ins 19. Jahrhundert hinein für hohe Sterblichkeitsraten bei Wöchnerinnen. Bei einem Puerperalfieber (von lat. „puerperium" = Wochenbett) galten starke Schweißausbrüche gemeinhin als hoffnungsvolle Zeichen für eine Genesung. Daher hieß es, im *Kindlbett* solle eine Wöchnerin einen ganzen Eimer wegschwitzen, wozu sich 1821 Feiler wie folgt äußerte: „Nach einem altteutschen Sprichwort muß eine Kindbetterinn neun und neunzig Schweisse schwitzen. Das Sprichwort spricht wahr." Max Höfler bezeichnete das als „ein Ueberbleibsel der früheren volksthümlichen Reinigungs-Therapie".

Mit der hatte das Fest Mariä Reinigung am 2. Februar zu tun. Da waren nämlich 40 Tage seit Jesu Geburt an Weihnachten vergangen. Mit einem nach mosaischen Gesetzen vorgeschriebenen Reinigungsopfer wurde an diesem Tag eine Wöchnerin wieder „rein".

Im christlichen Abendland ersetzte man das alttestamentarische Reinigungsopfer durch den obligatorischen Kirchgang der „unreinen" Wöchnerinnen 40 Tage nach der Niederkunft. Bis zu dieser Einsegnung waren sie angeblich – zum Beispiel durch Teufel oder Trud – stark gefährdet. So berichtete Höfler im Jahr 1888: „An einigen Orten Oberbayerns halten sich die Hebammen Ziegenböcke, deren Barthaare ganz besonders gegen die Trud helfen sollen."

Zur „Versegnung" schrieb Johann Pollinger Näheres:

„Nach 3–4 Wochen geht die Wöchnerin mit ihrem Kinde zur Versegnung in die Kirche. Sie wartet an der Kirchentür (gilt sie doch als Heidin), wo sie vom Geistlichen mit brennender Kerze in der Hand empfangen und in die Kirche zum Altar geleitet wird. Am Altar spricht der Priester verschiedene Gebete und Segnungen über sie. Mit dieser kirchlichen Versegnung verlieren die finsteren Mächte ihren Einfluß auf Wöchnerin und Kind. Auch gilt sie wieder als gleichberechtigtes Mitglied der Gemeinde. Gefallene Mädchen [Mädchen mit unehelichen Kindern] werden nicht vorgesegnet."

Die volksläufige Behauptung „Einer Wöchnerin steht das Grab vierzig Tage offen" bezog sich also weniger auf mögliche Nachwirkungen der Geburt als vielmehr auf vermeintliche Nachstellungen von Hexen oder Quälgeistern wie den Truden.

Um den 2. Februar (der Monatsname kommt von lateinisch „februare", aus: „facere purus" = reinigen) rankten sich aber noch weitere abergläubische Ansichten.

So sollte Schnee an Lichtmess nichts Gutes für Kindbetterinnen bedeuten: *Fällt an Mariae Lichtmess Schnee, dann sterben viele Wöchnerinnen.* Im Gegensatz dazu war in der Zeit davor Schnee für Wöchnerinnen erwünscht, denn: *Die Kindbetterinnen sterben, wenn in der Weihnacht die Gräber nicht mit Schnee zugedeckt sind.* Das hat wohl damit zu tun, dass mildes Weihnachts- bzw. Winterwetter erfahrungsgemäß der Gesundheit schadet, was umso mehr für eine Wöchnerin gelten musste. So heißt es allgemein im deutschen Volksmund „Grüner Winter macht den Kirchhof fett".

Die Bezeichnung „Mariä Lichtmess" hängt mit der Kerzenweihe und Lichterprozession zusammen, mit der die römisch-katholische Liturgie den Festtag begeht. An dem wird ja nicht nur „Mariä Reinigung", sondern auch die ursprünglich mit Fackeln begangene „Darstellung des Herrn" („Praesentatio Jesu in Templo") gefeiert.

Im bayerischen Bauernvolk hieß dieser Tag bezeichnenderweise „Kerzenweihe". Dabei wurden etwa schwarze *Wedakeazn* (Wetterkerzen) zum Schutz gegen Gewitter und rote Wachskerzen speziell zum Schutz der Wöchnerinnen gegen böse Gewalten geweiht.

Bis 1912 war Lichtmess in Bayern zugleich ein kirchlicher Feiertag und darüber hinaus einer der wichtigsten Tage im Bauernjahr, an dem zum Beispiel die Dienstboten sich per Handschlag weiter verdingten oder zu einem anderen Bauern wechselten. In letzterem Fall hatte ein Knecht oder eine Magd *Lichtmess'n gmacht*, also gekündigt.

Die *kloa Lichtmess'n* gab es übrigens in Niederbayern nicht im Februar, sondern im September. Das war nämlich ein Beiname der Loher Kirchweih, die in bescheidenem Rahmen noch heute in Loh, jetzt ein Ortsteil der Gemeinde Stephansposching im Landkreis Deggendorf, stattfindet. Früher aber war laut Georg Häring der *Louher Kirta* „das große Erntedankfest zwischen Laber und Isar" gewesen. Zu diesem Anlass wurden auch immer die zahlreichen Erntehelfer entlassen und ausbezahlt, die damals zur Sommerzeit aus dem Bayerischen Wald zu den *Woazan* (Weizenanbauern) in den Gäuboden gekommen waren. Man nannte das im 19. Jahrhundert *in die Arn gehen* und meinte damit, sich am „Dingsonntag" in der Straubinger Gegend für die Erntezeit als Arbeitskraft verdingen. Die männlichen Arbeitskräfte hießen *Arner*, die weiblichen *Arnmenscher*.

Diese Erntehelfer waren natürlich meist junge Leute, die zupacken konnten und über entsprechende Ausdauer verfügten.

JUNG & ALT

Um die Gesundheit von Säuglingen, die sich übergeben, brauchte man sich angeblich keine Sorgen zu machen: *Speiwadi Kindar, bleibadi Kindar* (Speiende Kinder, bleibende Kinder). Diese volkstümliche Feststellung kursierte in der Oberpfalz, war aber deutsches Allgemeingut. Dazu haben Oskar von Hovorka und Adolf Kronfeld 1909 Folgendes vermerkt: „Dem gewöhnlichen Erbrechen der Säuglinge schenken Mütter und Hebammen keine besondere Aufmerksamkeit, denn auch in Bayern heißt es: ‚Speikind, Gedeihkind.‘"

Genau 40 Jahre zuvor hatte Gottfried Lammert hier noch einen Zusatz angebracht: „Ist das Erbrochene aber sauer riechend und kommt Hinfälligkeit oder Durchfall hinzu, so reicht man ihm [dem Speikind] ‚Windpulver‘ (Rhabarber, Magnesia und Fenchelsamen)."

Zum Wachstum der Kinder gab es dann in Bayern noch eine spezielle Volksempfehlung: *Wenn es einem Kinde auf den Kopf regnet, wächst es besser.* Lammert kommentierte das 1869 mit: „Oefters hört man." Als besonders wirksam galt der Maienregen, wie Max Höfler 1888 mitteilte: „Im Mairegen gedeihen die Kinder gut und wachsen stark, meinen die Mütter, die es wünschen."

Allerdings sollte das Wachstum der Kinder nicht zu rasant vor sich gehen. Schließlich galten gerade für Heranwachsende die alten Weisheiten *Was z' gaach herwachst, werd net alt* (Was zu schnell wächst, wird nicht alt) bzw. „Vögel, die zu früh singen, hören bald auf" oder „Was bald grünt, verdirbt bald."

Zeigten sich nun bei Kindern frühzeitig hohe Geistesgaben, so sollte das angeblich deren Lebensspanne extrem verkürzen: *Gscheidi Kinnar wern niad old* (Gescheite Kinder werden nicht alt). Die Konzentration auf das Mentale, so nahm man an, schwäche die Physis. Das war auch schon immer die Überzeugung der alten Schulmedizin gewesen und noch um die Wende zum 19. Jahrhundert stieß hier etwa Christoph Wilhelm Hufeland (1762–1836), zeitweilig Goethes Leibarzt, ins selbe Horn: „Wenn man frühzeitig in der Kindheit den Geist anzustrengen anfaengt. Hier ist schon eine kleine Anstrengung höchst schaedlich. Vor dem siebenten Jahre ist alle Kopfarbeit ein unnatürlicher Zustand und von eben den ueblen Folgen fuers Körperliche, als die Onanie."

Letzteres hatte offenbar auch der bayerische Arzt Johann Nepomuk Feiler im Sinn, als er 1821 schrieb:

„Was aber den gewaltigsten aller Triebe, den Geschlechtstrieb, betrifft; so ist große Wachsamkeit und Aufmerksamkeit nöthig, damit die frühzeitige Befriedigung desselben, sie mag auf was immer für eine Art geschehen, verhütet werde. Im Anfang muß es gleichsam physisch unmöglich gemacht werden, daß der Knab davon übertölpelt werde. Späterhin rüste man den Jüngling durch Religion mit hinlänglicher Kraft und Stärke des Geistes aus, um der argen Anfechtung nicht zu unterliegen […]. Es ist durchaus nöthig, daß Knaben bis in ihr fünfzehntes, sechzehntes, und Mädchen bis in ihr vierzehntes, fünfzehntes Jahr in Hinsicht auf das Zeugungsgeschäft in gänzlicher Unwissenheit bleiben […]. Namentlich halte man jugendliche, noch unverwahrte Gemüther fern vom Lesen aller Schauspiele, Romane, und selbst der meisten Erzählungen. Denn, leider! Eine Menge von den so genannten ‚moralischen' Erzählungen sind nichts weniger als moralisch. Diese Schriften sind für die Jugend die Stimme der Schlange im Paradies."

Wer es dann als Jugendlicher gar zu bunt trieb, hatte es, so der Volksmund, im Alter zu büßen: *Wer Junge viel lacht, muaß Alte viel woana!* Diese Warnung aus dem Bayerischen Wald deckt sich mit deutschen Sprichwörtern wie „Wollüstige Jugend macht unlustig Alter" oder „In der Jugend immer Juchhe, im Alter Oweh".

Wann aber beginnt das Alter? Den Jahren nach, so der oberpfälzische Bestsellerautor Odilo Schreger aus dem Kloster Ensdorf, setzte es mit dem 55. bzw. 60. Lebensjahr ein. Er gab an, dass man zu seiner Zeit, also um die Mitte des 18. Jahrhunderts, das männliche (!) Leben in folgende Abschnitte einzuteilen pflegte: Kind (bis zum 7. Jahr), Knab (7–14), Schüßling (14–25), Jüngling (25–35), Mann (35–55), Alter (55–65) und Greis (bis ins Grab). Mit „Schüßling" war übrigens ein (schnell) Heranwachsender gemeint. Der Ausdruck deckt sich weitgehend mit unserem heutigen „Teenager" und hat etymologisch mit „(empor)schießen" bzw. „Schössling" (Halm, Trieb) zu tun. Der bedeutungsverwandte „Sprößling" wiederum kommt von „sprießen".

In seiner „Zeit-Anwendung" aus dem Jahr 1755 führte Schreger zudem einen einschlägigen Reimspruch an, der folgendermaßen endet: „Sechzig Jahr geht's Alter an, Siebenzig Jahr ein Greis, Achtzig Jahr nimmer weiß, Neunzig Jahr der Kinder Spott, Hundert Jahr Gnad dir Gott." Für die beiden zuletzt genannten Alterskategorien lieferte der „königlich baierische" Hofrat Johann Nepomuk Feiler 1821 in seinem „Handbuch der Diätetik" einen kuriosen Beleg. So berichtete er, dass in einer bekannten Greisenfamilie der 91-jährige Vater seinen 71-jährigen Sohn mit Schlägen züchtigte, weil er seinen 114-jährigen Großvater „von der Bank herunter fallen ließ." Welches Alter die Frauen in dieser Familie erreichten, erfährt man dabei nicht.

Das Alter definiert sich aber nicht allein durch eine bloße Zahl, es äußert sich auch durch gewisse Symptome: *De Hoor grau, da Zipfe blau und s langsame Soacha, des san drei grausame Zoacha!* (Die Haare grau, der Zipfel [Penis] blau und das langsame Bieseln, das sind drei grausame Zeichen!). Eine geringfügig modifizierte Version ist *Haar grau, Schwanz blau, langsam soacha, san drei böse Zoacha.*

Warum nun die Haare mit zunehmendem Alter grau werden, erklärte man sich früher, gemäß der „Humoralpathologie", so: „Woher kommen die grauen Haar'. Antw. Sie kommen her von einer verfaulten Feuchtigkeit; dann, wann die natürliche Wärme abnimmt, wie es bey alten Leuten geschihet, so kann die Feuchtigkeit nicht genug erwärmet werden, folgsam fangen sie an zu faulen; und die Haare werden alsdann grau", so der Oberpfälzer Benediktinermönch Schreger im Jahr 1753. Im Rottal hatte das Landvolk dafür eine andere Erklärung parat und bedachte Leute mit ergrautem Haar mit folgendem Spottspruch: *Dir habn aa scho d'Bettelweiba d'Mehlsackl aufighaut!* (Dir haben auch schon die Bettelweiber die Mehlsäcke auf den Kopf geschlagen!).

Mit dem Grauwerden der Haare soll zugleich die männliche Potenz nachlassen, worauf wohl der obige Hinweis auf den blauen Zipfel abzielt. Das besagt auch folgendes Sprichwort: *Wann 's in d'Haar schneibt, gfriert 's in da Hosn* (Wenn es in die Haare schneit, gefriert es in der Hose). Die oberpfälzische Version lautete: *Wenn's amal in' Board schneid, is's in dar Hosn Wintar* (Wenn es einmal in den Bart schneit, ist es in der Hose Winter).

Dem Volksmund in Bayern zufolge wäre das dann mit sechzig der Fall: *Mit 60 Jahr muaß ma 's Hosentürl zu – und 's Kellertürl aufsperrn* (Mit 60 Jahren muss man den Hosenschlitz zu- und die Kellertür aufsperren). Das „Türchen" an der Hose bzw. zum Keller steht hier natürlich symbolisch für Sex bzw. für den (im Keller gelagerten) Wein. Der sprichwörtliche Rat lautet also, mit dem Eintritt ins siebte Lebensjahrzehnt von sexuellen Aktivitäten abzulassen und sich dafür mehr dem Wein- oder Biertrinken zu widmen.

Ein überregionaler Spruch empfahl dem Mann sogar, schon zehn Jahre früher sexuell „abzurüsten": „Wenn man fünfzig Jahre alt ist, muss man die Hosenklappe zumachen und eine Flasche mehr trinken". Dazu riet man auch in Frankreich: „À cinquante ans, ouvre ta cave et ferme tes culottes" (Mit 50 Jahren solltest du deinen Keller öffnen und deine Hose zumachen). In Italien aber reicht die sexuelle Potenz beim Mann angeblich bis zum 70. Lebensjahr. Dort hieß es, erst mit 70 solle er auf die Hose schreiben: „Per la morte del patron" (der Herr des Hauses ist tot).

Als drittes grausames Zeichen fürs einsetzende Alter wurde im ersten Sprichwort *„s langsame Soacha"* genannt. Und ein langsamer, schwacher Urinstrahl ist ja oft symptomatisch für die sogenannte Altersprostatitis. Dieses Symptom zeigt ebenfalls an, dass die Zeit für Liebschaften vorüber ist: „Wenn man sich auf die Stiefeln pisst, ist's Zeit, dass man all Buhlschaft misst". Die Meinung teilen wiederum die Franzosen: „Quand le vieux pisse sur les souliers, il ne vaut plus rien pour les filles."

Man sollte sich also im Alter doch eher dem Wein zuwenden, was ja in einem auch in Bayern verbreiteten Reim explizit empfohlen wird: *Wein hilft den Alten aufs Bein*. Der galt nämlich als wärmend und war daher für alte Leute, die nach der „Humoralpathologie" immer mehr Körperwärme verlieren, besonders gut geeignet. Nicht von ungefähr lautete schon eine Regel der Hochschule von Salerno: „Vinum lac senum" (Der Wein ist die Milch der Alten).

Bei ernsteren Krankheiten konnte aber selbst der Wein nicht mehr helfen. Der bairische Volksmund bezweifelte sogar, dass in diesen Fällen ärztlicher Beistand noch etwas ausrichten könnte: *Alte Leut und alte Hüttn braucht ma nimma z'flickn* (Alte Leute und alte Hütten braucht man nicht mehr zu flicken). Dass hier der Aufwand nicht mehr lohne, drückten die Oberpfälzer in ähnlicher Weise aus: *Alti Leud und alti Haüd san 's Flickn niad werd* (Alte Leute und alte Hütten sind das Flicken nicht wert).

Eine weitere bairische Variante war: *Bei alte Leut und alte Häusl zahlt si 's Flickn net leicht aus* (Bei alten Leuten und alten Häusern zahlt sich das Flicken nicht leicht aus). „Reparaturarbeiten" medizinischer wie baulicher Art lohnten sich also nicht mehr. Es handelt sich hier wohl weniger um kaltherzige Feststellungen, sondern eher um ein Zeichen für eine resignative Grundeinstellung, resultierend aus gemachter Erfahrung und im Wissen um beschränkte Möglichkeiten. Schließlich ließ, wie erwähnt, die ärztliche Versorgung früher auf dem Lande sehr zu wünschen übrig und wurde oft nur durch Bader oder Kräuterweiber abgedeckt. Brach bei alten und somit ohnehin wenig widerstandsfähigen Leuten eine schwere Krankheit aus oder verletzten sie sich schwer, bestand oft wenig Aussicht auf Genesung.

Die gleiche Hoffnungslosigkeit findet sich in *An glumpatn Gaul bschlagd ma nimma* (Einen hinkenden Gaul beschlägt man nicht mehr), was mitunter gleichfalls auf alte, gebrechliche Personen übertragen wurde. Andererseits wusste der Volksmund in Bayern das Alter durchaus zu würdigen: *S'Altar mounma-r airn* (Das Alter muss man ehren) bzw. *Wer das Alter nicht ehrt, ist des Alters nicht wert.*

Gab es dann schon deutliche Anzeichen für ein baldiges Ableben, so sagte man laut Johann von Delling in Bayern Anfang des 19. Jahrhunderts etwa: *Er/Sie wird bald Brettl rutschn* bzw. *bald aufschnappn*, also vom Totenbrett ins Grab gelassen werden bzw. den letzten Schnaufer tun. Auch hörte man hier: *Es gehet schon das Herzblut.* Dazu schrieb Delling: „Die gemeinen Leute stellen sich vor, nahe um das Herz befinde sich ein besonderes Geblüt, dessen Verlust unmittelbar den Tod verursache. Daher pflegen sie zu sagen: ‚Es gehet schon das Herzblut'; d.i. das Ende des Lebens ist nahe." Eine weitere Variante war: *Der Meister Auweh wird bald über ihn kommen.* Im 19. Jahrhundert waren *Auweh* bzw. *Auwedel* noch scherzhafte Ausdrücke für den Tod.

Dass der gewiss war, kleidete ein altes Schnaderhüpfl in folgende Worte: *A hohes Gebäu, A nieders Geschrei Und a boanerne Wies – Is uns alle z'samm g'wiß.* Mit dem hohen Gebäude war die Kirche gemeint, die üblicherweise neben der mit Gebeinen gefüllten Wiese, also dem Friedhof, stand. Dort trauern die Hinterbliebenen (Geschrei = Jammer). Der Reim stammt aus Niederbayern, genauer gesagt aus dem Bayerischen Wald, wo es dazu auch noch sprichwörtlich hieß: *Wenn d Zeit umi is hilft koa Dokter und koa Schmier!* (Wenn die Zeit abgelaufen ist, hilft kein Doktor und keine Salbe!).

In Oberbayern formulierte das der Volksmund so: *Beim Boandlkramer kost di ducka wiast mogst, der maht ziemli tiaf* (Beim „Knochenhändler" [Sensenmann/Tod] kannst du dich noch so sehr wegducken, der mäht ziemlich tief). Ebenso fatalistisch ist dort die Meinung: *Wias oan aufgsetzt is, so kimmts* (Wie es einem aufgesetzt [vorherbestimmt] ist, so kommt es). Trat der Fall ein, sagte man über Verstorbene: *Der hat sich den Hintern auskegelt* oder *Die hört den Kuckuck nicht mehr schrei'n.* Der Kuckuck galt den Altbayern übrigens auch als Prophet für ein bestimmtes Lebensalter. Es hieß, so oft man im Frühling den Kuckuck rufen hört, so alt wird man.

In der Oberpfalz traf man beim Tod alter Leute dann oft diese lakonisch-ironische Feststellung an: *Dou is d'Hewamm nimma schuld* (Da ist die Hebamme nicht mehr schuld).

Schuld am Hinscheiden einer Person gab man einst aber oft bösen Dämonen und Geistern.

GEISTER & GEMÜTER

Böse Geister, Dämonen, Unholde oder Hexen waren angeblich imstande, den Menschen allerlei Unbill, ja sogar Krankheit oder Tod, zu bringen. Vertreiben konnte man sie u. a. mit bestimmten Pflanzen: *Kümmel, Dill und Rosmarin lässt die Geister weiterziehn.* Der von Joseph Mundigl in seiner „Bayerischen Volkskunde" angeführte Reim bezieht sich auf drei apotropäische Pflanzen. Solche wirken nach uraltem Volksglauben zauberabwehrend und verhindern so zum Beispiel auch das „Anhexen" von Krankheiten.

Bei den drei Kräutern war offenbar deren stark aromatischer Geruch ausschlaggebend, der übelwollende Mächte abschrecken sollte. So rufen denn in manch alten Sagen die Geisterwesen: „Kümmelbrot, unser Tod!" Und in einem englischen Reim wird behauptet: „Vervain and dill hinder witches from their will" (Eisenkraut und Dill verhindern der Hexen Will').

Im österreichischen Kärnten wiederum waren es drei andere apotropäische Pflanzen, die zur Abwehr eines gefürchteten Nachtgespensts empfohlen wurden: „Hobraut, Widertot und Speik ist gut für Alpenreiten". Mit Abraute, Widertod und Speik sollte also der Alp ferngehalten werden, der einen sonst nachts drückte, den Hals abschnürte und am Morgen für Brustweh sorgte.

Doch nicht nur in Kärnten trieb der Alp sein Unwesen. In Bezug auf Oberbayern stellte Gottfried Lammert 1869 fest: „Allgemein verbreitet ist die Sage vom Alp, incubus [...] einem die Schlafenden quälenden zottigen Nachtgespenste, – ein lästiges Phänomen, dessen Ursachen in Stockungen der Blutcirculation und krampfhaften Affectionen des Thorax durch unzweckmässiges Lagern des Körpers oder Ueberladungen des Magens zu suchen sind. Auch im Alterthume war der Alp gefürchtet."

In der Oberpfalz sprach man in diesem Zusammenhang eher von einer Drude als von einem Alp und pflegte nach dem Erwachen aus einem Alptraum zu sagen: *D'Drud hod mi druckt* (Die Drud hat mich gedrückt).

Der Glaube an diesen weiblichen Dämon, auch „Nachtmahr" genannt (vgl. engl. „nightmare"), war in seiner Region, so der Weidener Landarzt Wilhelm Brenner-Schäffer im Jahr 1861, „noch allenthalben rege". Er fügte dabei noch folgende Erklärung hinzu:

> „Congestive Zustände, wie sie Nachts nach abendlichen Extravaganzen in Speise und Trank bei vollblütigen Personen nicht selten sind, oder auch eine aus andern Gründen entspringende Athemnot bei nächtlicher Weile, das sogenannte Alpdrücken, werden den Wirkungen der Drude zugeschrieben. Die Drude, eine mythische Figur, bald identisch für Hexe, bald für den Gottseibeiuns selbst, spielt in dem Aberglauben des Oberpfälzers eine wichtige Rolle. Während die Thiere des Hauses den Neckereien der Hexe verfallen, quält die Drude den menschlichen Bewohner desselben. Sie beschleicht ihn zur Nachtzeit, schwingt sich auf ihn, hemmt durch das eigene Gewicht auf Brust und Hals sich wiegend, Luft und Athem, und weidet sich an der Todesangst des also Gemarterten. Dieses Aufschwingen, Reiten, Drücken ist überhaupt allen bösen Geistern und Dämonen eigenthümlich und wird mit dem Namen des Aufhuckelns (Huckepack, Hocken) vom Volke bezeichnet."

Vermeiden ließ sich das Drudendrücken angeblich, wenn man zum Beispiel mit geweihter Kreide an Bett oder Tür den Drudenfuß (Pentagramm bzw. „Fünfwinkelzeichen") anbrachte. Desgleichen sollte prophylaktisch ein richtig platzierter Besen helfen: *Wer an Besn hinta d'Haustür stejjt, den druckt Drud ned* (Wer einen Besen hinter die Haustür stellt, den drückt die Drud nicht). Eine weitere Möglichkeit nennt hier Franz Xaver Schönwerth, der 1857 ein einschlägiges Schutzgebet zitiert, dessen letzte Zeilen lauten: *Heilige Hofadeck, dass mi ba da Nacht koin' Drud und koin' Katz daschreck.* Der obskure Ausdruck *Hofadeck* war dabei wohl lokalen Ursprungs. Für

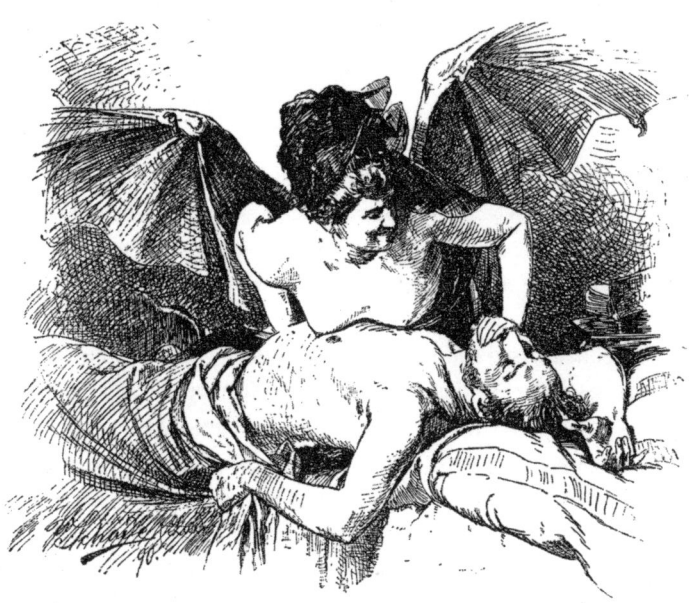

Das gefürchtete Nachtgespenst, die Drud, drückt einen Schlafenden

den Fall, dass sich eine *Drud* dann trotzdem einmal heimlich einge-
schlichen hatte und man vermeiden wollte, dass sie alles Gespro-
chene mithört, riet man im Landvolk zu folgendem Ausruf: „*Drud,
Saudreck vor die Ohren!*"

Zum Drudenglauben zitiert Johann Pollinger einen Passus aus
Anton von Buchers „Entwurf einer ländlichen Charfreytagspro-
cession sammt einem gar lustigen und geistlichen Vorspiel zur
Passionsaction" vom Jahre 1782. In dieser Satire (!) lässt der als
Schulreformer und Aufklärer berühmt gewordene Münchner
Geistliche Bucher (1746–1817)

„einen Kapuziner erzählen: ‚Ist zu mir auch einmal eine gekommen und hats gewagt und hat sich schon hinaufgelegt
g'habt auf mich nach aller Schweren. Ich merks aber, rumpl auf,
und gleich I.N.R.I. und nach dem Weichbrunnkrügl tap[p]t.

Witsch, ist's drauß gewesen, ich schrei ihr nach: ‚Komm um ein Glehhet' (etwas zu leihen, Zauberpfand), und mache mein Praeceptum (Beschwörungsformel) dazu. Brav ist's kommen den andern Tag zum Portner, und hat um ein Wasserkrügl gebeth. Ich hab' aber den Portner schon informiert, und der hat ihr hernachs Wasserkrügl brav um den Kopf herumgeben. Was hat sie im Kloster herin z'thun und mich zu drücken? Ist unsere Kerzlerin gewesen, tröst's Gott, wenns z'trösten ist'."

Als angebliche *Drud* hat der Kapuziner also die Wachskerzen-Händlerin ausgemacht, die dann morgens vom Pförtner mit Wasser übergossen wurde. Dass der Verdacht auf die „Kerzlerin" fiel, erklärt sich aus dem damals weit verbreiteten Aberglauben, dass man einer *Drud* nur sagen müsse, dass man ihr etwas leihe und die erste Person, die am Morgen zur Abholung käme, wäre dann diese in ihrer wahren Menschengestalt. Von daher hieß es damals in der Oberpfalz bei einem weiblichen Besuch in aller Herrgottsfrüh auch sprichwörtlich: „Das ist gewiss eine Drud, weil sie so früh kommt!"

Im Fall des heimgesuchten Kapuziners hatte der beim nächtlichen Erscheinen der *Drud* als Schutzmaßnahme gegen die Nachtmahr gleich „I.N.R.I." gerufen und sich damit expressis verbis zum katholischen Glauben bekannt. „I.N.R.I." sind die Initialen für „Iesus Nazarenus Rex Iudaeorum", also „Jesus von Nazareth, König der Juden". Das war laut Evangelium die Tafelinschrift, die Pontius Pilatus am Kreuz Jesu hatte anbringen lassen, und diese ist oft auf Kruzifixen zu finden.

Möglicherweise bedeutet der besagte Hinweis („gleich I.N.R.I.") auch, dass der Kapuziner bei dem geschilderten Vorfall auf ein mit diesen Initialen versehenes Kruzifix zurückgriff. Jedenfalls zeigt die Satire Buchers beispielhaft, wie sehr die Furcht vor einer nächtlichen Heimsuchung durch eine *Drud/Trud* im alten Bayern verbreitet war.

Furcht aber ist generell ein der Gesundheit abträglicher Gemütszustand. Ein Grund dafür könnte auch ein schlechtes Gewissen sein:

Wer si fürht't, haod koin gouds Gwissn, z'letzt haod er gaor i's Bedd gschissn
(Wer sich fürchtet, hat kein gutes Gewissen, vielleicht hat er gar ins
Bett geschissen).

Der bekannteste Reim mit „Gewissen" ist natürlich auch in
Bayern verbreitet: *Ein gutes Gewissen ist ein sanftes Ruhekissen.* Hier hat
man aber früher wohl mehrheitlich folgende, bedeutungsgleiche
Version benutzt: *Ein gutes Gewissen ist ein warmer Brustfleck.*

Medizinisch gesehen, verursacht ein schlechtes Gewissen
natürlich quälende Unruhe und beeinträchtigt (zumindest bei den
meisten) zugleich das körperliche Wohlbefinden. Der deutsche
Volksmund sprach hier vom „Gewissenswurm" bzw. dem „schwarzen Hündlein". Bei Katholiken sorgte zudem das Beichten für
Erleichterung, denn: *Beicht macht leicht.* Dieser „goldene Denk-
spruch" (Josef Schlicht) war einst in Bayern überaus populär.

Es musste indes nicht unbedingt ein schlechtes Gewissen sein,
das bei Ängstlichen schlimme Folgen nach sich zog. Manche ließen sich schon durch Drohungen einschüchtern. Der Volksmund
aber meinte: *Von Draoa stirbt kan Kraoa* (Vom Drohen stirbt keine
Krähe). Ist jemand dennoch so furchtsam, dass ihn allein schon
eine Drohung umbringt, dann hat der oberpfälzische Volksmund
dafür kein Verständnis: *Wer van Draoa stirbt, wird mid Oarschwischan
bigrobm* (Wer vom Drohen stirbt, wird mit Arschwischern begraben). In einer anderen Version wurde „Drohung" durch „Furcht"
ersetzt: *Wer an da Furcht stirbt, ghört mit'm Arschwischa begrabn.* Denn
eine solche Person war ein verachtenswerter „Schisser" (vgl.
„Schiss haben"), einer, der sich vor Angst in die Hose macht. Eine
weitere Variante ist in Thomas Mayers „Baiersche Sprichwörter"
aus dem Jahr 1812 enthalten: *Wer vom Drohen stirbt, den soll man mit
Fürzen begraben.*

Als besonders arg bezeichnete der Volksmund die Angst vorm
Sterben: *An Tod fürchtn is schlimmer wia's Sterbn.* In so einem Fall soll
der Tod angeblich nicht mehr lange auf sich warten lassen: *Wer'n
Daud fürh't, den huld ar bal* (Wer den Tod fürchtet, den holt er bald).
Statt mit *Daud* wird der Tod in der Oberpfälzer Mundart auch mit

Doud wiedergegeben, wie überhaupt in Altbayern, wo man auf *Toud* oder *Doud* stößt, zum Beispiel *Dea schaud aus wia da Doud z Eedeng* (Der schaut aus wie der Tod von Altötting). Dabei handelt es sich bekanntlich um das sensenschwingende Skelett auf einer Schrankuhr in der Stiftspfarrkirche St. Philipp und Jakob im größten Wallfahrtsort Deutschlands.

Doud ist aber im Bairischen unbedingt von *der Död* oder *die Dod* zu unterscheiden. Hierbei handelt es sich um Benennungen für einen männlichen bzw. weiblichen Paten, die im Althochdeutschen noch als „toto" bzw. „tota" Variationen von „gota" darstellten. Und das wiederum war die Kurzform für ein Wort, das zum Beispiel im Angelsächsischen „godmodor" lautete und die „Mutter in Gott", mithin die „geistliche Mutter", also die Patin, bezeichnete (vgl. engl. „godmother"). Den Lautwechsel von G zu D/T findet man übrigens auch in neuerer Zeit, etwa vom österreichischen „Gschamsterer" zum bairischen *Tschamsterer*, einem neumodernen Ausdruck für einen Liebhaber bzw. unliebsamen Freund der Tochter.

Ded bzw. *Duad* steht dann auch in der Oberpfalz für „Pate" und *Dod* bzw. *Dool* für „Patin", während man ansonsten in Altbayern Tauf- oder Firmpaten als *Göd/Ged* bzw. *Godn* bezeichnete. Taufpaten in deutschen Landen mussten übrigens Angst um das Leben ihres Patenkindes haben, wenn es sich folgendermaßen verhielt: „Will das Kind die Gevattersleut nicht sehn, so wird es bald hinübergehn."

Dass nun an Angst und Verdruss mehr sterben als an Krankheiten, besagt gar ein französisches Sprichwort: „La peur et l'ennui en tuent plus que la maladie". Mit „l'ennui" bezeichnet man ja im Französischen nicht nur die Langeweile, sondern vornehmlich Kummer und Sorge. Und diese Gemütszustände tauchen natürlich auch im bairischen Sprichwortschatz als gesundheitsschädlich auf: *Sorgen und Jahr' machen graue Haar'*. Der Straubinger Stadtphysikus Oswald führte hierzu 1776 sogar ein drastisches Beispiel aus dem 14. Jahrhundert an: „Ist nicht Ludwig der strenge Herzog in Baiern wegen Gemüthssorgen und Kümmernissen in einer einzigen

Nacht so ergrauet, daß er nicht mehr einen Herrn von 26 Jahren, sondern einen 70jährigen Greis vorstellte?"

Andauernde Gereiztheit und seelische Belastungen können aber nicht nur Haare ergrauen lassen, sondern mitunter das Leben kosten. So behaupt(et)en die Oberbayern: *Am Grant san scho vui g'storbn* (An Verdrießlichkeit sind schon viele gestorben). Der typisch bairische Ausdruck *Grant*, der „ein spezifisch bairisches Lebensgefühl" (Thomas Grasberger) darstellt und oft als „philosophische Höchstleistung" (Franziska Wanninger/Martin Frank) gepflegt wird, lässt sich in seiner nuancenreichen Verwendung schwer auf einen Nenner bringen. Mit *Grant*, das wohl etymologisch mit „greinen" (meckern) verwandt ist, bezeichnet man in Altbayern gemeinhin eine schlechte Laune und mit *Grantlhauer* einen Nörgler. Dementsprechend steht *grantig* (bzw. *sierig*) für „mürrisch". So heißt es etwa in einem Schnaderhüpfl aus dem Bayerischen Wald, verfasst 1982 von Paul Friedl: *Im Wald, da san s' grantig, und d'Weiber san hantig, aber d'Deandl san stramm, und a so paßt alls zsamm* (Im Bayerwald, da sind sie kurz angebunden und die Weiber haben Haare auf den Zähnen, aber die Mädchen sind stramm, und so passt alles zusammen).

Wenn also schon *Grant* im Sinne von Missmut als ursächlich fürs Ableben gehalten wurde, dann war das bei ernstlichem Kummer erst recht der Fall: *Da Kumma zehrt mehrer als da Hunga* (Der Kummer zehrt mehr als der Hunger) bzw. *Kümmernis geign und Trübsal blasn hoaßt an Teifl aufspieln lassn* (Kümmernis geigen und Trübsal blasen heißt den Teufel aufspielen lassen). Der Teufel, in der Oberpfalz oft in verhüllender Weise *der Andere* und im Bayerischen Wald mit verstärkendem Zusatz *der Ganzander* genannt, ist hier als Sinnbild für Verderbnis, Untergang, Höllenfahrt und Tod zu sehen. So besagt denn auch ein alter deutscher Reim: „Melancholische Leute sind des Todes erste Beute".

Und wie schon der bei ihnen oft anzutreffende *Grant* vermuten lässt, sind die Bayern besonders gefährdet. Schon 1780 unterstellte ihnen, Albrecht Christoph Kayser zufolge, ihr berühmter Landsmann Lorenz Westenrieder einen „Hang nach einer hohen Melancholie". Gemäß den Lehren der hippokratischen Schulmedizin war an dieser Gemütsverfassung die Schwarzgalle, altgriechisch „melagcholia", schuld. Übermäßig vorhandener schwarzer Gallensaft verursachte angeblich schweres, zähes Geblüt und damit Schwermut.

Und die wiederum konnte zu einem vorzeitigen Tod führen: *Da Traurige schdiabt oiwei friara ois wia da Lustige* (Der Traurige stirbt immer früher als der Lustige). Einen „Trauerkloß" bezeichnete man früher auch als „Kopfhänger" und noch heute spricht man in Altbayern bisweilen von einem *Lätschnbene*. Das ist einer, der *eine Lätschn ziagt* bzw. *den Trei hänga lasst. Bene* als Verallgemeinerung für „Mann" kommt dabei vom Vornamen „Benno". Mit *Lätschn/Letschn* ist der Mund und mit *Trei/Triel/Driall* die Unterlippe gemeint. Die Redensart mit *Trei*, die auf dem Land noch immer gebräuchlich ist, kommentierte Johann von Delling im Jahr 1820: „Heut zu Tage hört man es nur im Munde gemeiner Leute, vorzüglich in der Redensart: ‚den Triel henka, rahenka', d.i. den Triel (den unförmlich gestalteten Mund) hängen, herabhängen lassen, welches man sagt, um auszudrücken, daß jemand verdrüßlich sey."

Verdrießlichkeit und Kummer schadeten also der Gesundheit, Freude und Frohsinn aber stärkten sie: *Du bleibst nua gsund, wennsd de manchmoi kranklachst* (Du bleibst nur gesund, wenn du dich manchmal kranklachst) bzw. *Lach di krank, daß d gsundbleibst!* Hier handelt es sich offenbar um neuere Varianten des banalen und überstrapazierten „Lachen ist die beste Medizin". Das bringt übrigens ein französischer Reim noch genauer auf den Punkt: „Qui rit guérit" (Wer lacht, der gesundet).

Für das besagte Kranklachen verwendete man in Altbayern im 19. Jahrhundert noch Ausdrücke wie *sich kropfet lachn* bzw. *sich bucklet lachn* oder *lachn, dass oam G'sicht aus'm Loam geht* (aus dem Leim gehen = verzerrte Züge annehmen).

Dass Lachen befreiend wirkt und die Stoffwechselvorgänge im Körper begünstigt, ist auch in der modernen Medizin unumstritten. Die alte, hippokratische Schulmedizin ging aber davon aus, dass die

Leber der Sitz aller Gemütsregungen sei und dort auch das Blut gebildet werde. Insofern mussten äußere Einwirkungen wie Freude und Lachen einen positiven Einfluss auf die Leber haben: „Lachen macht gutes Blut" hieß es einst. Dementsprechend war die ursprüngliche Version von „Lachen ist gesund/die beste Medizin" die sprichwörtliche Feststellung „Lachen ist der Leber gesund".

Von daher erklärt sich der bairische Spruch *Wer viel lacht, hat a dicke Lebern, aba an dünna Vastand* (Wer viel lacht, hat eine dicke Leber, aber einen dünnen Verstand). Letzteres führte man darauf zurück, dass beständiges oder grundloses Lachen ein Zeichen von Narrheit ist: *Die Narren lachen ohne Ursach* bzw. *An vielem Lachen erkennt man den Hachen.* *Hache* war früher gleichbedeutend mit „Narr, Idiot, läppischer Bursche".

Apropos Leber: War einem sinnbildlich eine „Laus über die Leber gelaufen", zeugte das von einer Wallung des Geblüts, die sich in Zorn und Ärger äußert. Das wiederum schadete der Gesundheit: *Zorn macht den Menschen verworr'n* bzw. *Zorn und Gwalt wern net alt* (Zorn und Gewalt werden nicht alt). In einem deutschen Sprichwort findet sich eine weitere Paarbildung mit Zorn: „Neid und Zorn macht ungesunde Leut". Und ein überregionaler Reim besagt: „Ein neidisch Herz hat Qual und Schmerz". Davor warnten auch die Oberpfälzer mit *Dar Neid vazird si selbar* (Der Neid verzehrt sich selber) und die Waidler mit *Neid frisst Viech und Leit!* Neid und Zorn gehören denn auch bei den Katholiken zu den sieben Todsünden.

„Herzschmerz" gibt es aber nicht nur bei neidischen Gemütern: *Hirtzn macht Schmirtzn* (Herzen macht Schmerzen) sag(t)en die Oberpfälzer. Hier wird „herzen" als Verb wohl im Sinne von „liebkosen, um den Hals fallen, küssen" gebraucht. Diese Art von Schmerzen (vgl. *D'Liab druckt's Herz*) hat jedoch, falls es sich nicht gerade um einen Fall von unerfüllter Liebe handelt, eher einen positiven Einfluss auf die Gesundheit. Erst recht, wenn es nicht beim Verliebtsein, den „Schmetterlingen im Bauch", bleibt.

So stärkt nach heutigen medizinischen Erkenntnissen Sex eher das Herz, als dass er es schwächt. Dementsprechend heißt es im

Bairischen: *Wiara Beutel ohne Geld, wiara Baam ohne Blüah, is a Herz ohne Liab.* Der Tag der Verliebten ist der Katharinentag (25. November), an dem man letztmals vor dem Advent tanzen durfte: „Kathrein stellt den Tanz ein". Hierzu meinte der Altbayer: *Heut ist Kathrein, hat jeder die sein'; wer's ned hat, der mag's ned.* Diesen Tag nannten die Bauernburschen einst den *Hab-Tag*, an dem man sich gern hat. Sie mochten da auch noch mal besonders kräftig ihren Tanz-Ermunterungsruf ausgestoßen haben: *Horax Dax, nimm's bei da Hax!* (Nimm's beim Fuß!)

Bei Liebeskummer bzw. unerwiderter Liebe haben dann speziell die Oberpfälzer noch einen aus der bäuerlichen Erfahrungswelt gewonnenen Trostspruch im Angebot: *Wecha oina Stauan vreckt koi Goaß* (Wegen einer einzigen Staude verreckt keine Geiß).

Was aber einem wirklich das „Herz abdrucken" kann, ist dem bairischen Volksmund zufolge das Heimweh: *'s Heimweh is die schlimmste Krankheit, sie kann oam 's Herz a'druckn.*

Schlimme Krankheiten werden aber nicht nur durch innere Gemütszustände, sondern oft auch durch klimatische Einflüsse von außen hervorgerufen.

NATUR & TEMPERATUR

Dass das Wetter (bair. *Weda*) großen Einfluss auf Gesundheit und Wohlbefinden hat, versteht sich von selbst. Mit dem besagten *Weda* meint man aber im Bairischen meist ein Gewitter. Und als besonders unheilverkündend für Menschen schätzte man in Altbayern die im Oktober ein: *Oktobergewitter sind Leichenbitter.* Der *Leichenbitter*, regional auch *Ansager* genannt, brachte auf dem Land einst den Einwohnern die Kunde vom Ableben einer ortsansässigen Person und bat dabei zugleich im Namen der Angehörigen zur „Leich", also zur Beerdigung.

Im Bayerischen Wald war das bis zur Mitte des 20. Jahrhunderts hinein Brauch und der übliche Spruch des Leichenbitters, der für seinen Gang in jedem Haus ein Stück Brot oder ein kleines Münzstück bekam, lautete etwa: *Der Reitberger Girgl lasst bittn für sei Wei, am Irta um drei is d'Leich.* In dem Fall fand die Beerdigung also am nächsten Dienstag um drei Uhr nachmittags statt.

Warum aber sollten im Oktober, den das Landvolk früher bereits als „Wintermonat" einstufte, Gewitter Anzeichen für Todesfälle sein? Eine solch prophetische Aussage beruhte nun schlicht auf bäuerlicher Erfahrung. Oktobergewitter zogen nämlich oft ein ungesundes Winterwetter nach sich, das insbesondere Alten, Kranken und Schwachen zu schaffen machte. Das bestätigen Sprichwörter wie „Gewitter im October sagen beständig, der künft'ge Winter sei sehr wetterwendig", „Donner im Winterquartal bringt uns Kälte ohne Zahl" oder die Schweizer Bauernregel „Wenn's im Oktober donnert, so kommt ein Sudelwinter". Eine von Odilo Schreger 1753 erwähnte Oberpfälzer Bauernweisheit für den Herbst nennt einen weiteren Grund: *„Wann es spat in dem Herbst donnert, so folget gern Theurung."* Mit Letzterem war meist eine Hungersnot gemeint.

Ähnliche Spätfolgen wie bei Oktobergewittern machte man aber bereits für Gewitter im August geltend: *Bringd da August vui Gwitta, wead da Winta koid und bitta* (Bringt der August viel Gewitter, wird der Winter kalt und bitter) bzw. „Wittert es viel im August, du nassen Winter erwarten musst." Ende August hätte dann aber mit Gewittern eigentlich Schluss sein sollen, zumindest in Bayern: *Barthlmä genga d'Wetter hoam* (Am Bartholomäustag [also am 24. August] gehen die Gewitter heim).

Vorher aber gefährdeten besonders die Sommergewitter Leib und Leben der Menschen. Sturm und Blitz stellten einst für Personen und Häuser, Regen und Hagel für die bäuerlichen Ernten eine große Gefahr dar. Konnte das *Troad* (Getreide) nicht trocken geerntet werden, verfaulte und schimmelte es. Dem versuchte man etwa mit Glockenläuten zu begegnen. In den Zeiten vor der Einführung von Blitzableitern hatten die Schallwellen der Kirchenglocken aber selten die erhoffte Wirkung. Das Läuten vermochte nicht die Gewitterfront zu vertreiben, kostete aber so manchem Mesner das Leben. So war denn schon im München des Jahres 1784 bei Androhung einer Zuchthausstrafe ein diesbezügliches Verbot ergangen, da man zur Ansicht gelangt war, dass das Wetterläuten Blitz und Donner eher anziehe als abwende.

Daher blieb oft nur inständiges Beten. Dabei war das Zitieren aus dem „Kolomanisegen", einer Art Schutzbrief, sehr beliebt. Denn der heilige Koloman galt als Patron gegen Unwetter. Bei dieser in der Oberpfalz „besonders gewöhnlichen Gebetsformel" (Wilhelm Brenner-Schäffer) musste man allerdings große Vorsicht walten lassen, denn, so Franz Xaver Schönwerth 1858: „Läßt man ein Wort aus, hat das Wetter die Macht, den Leser zu erschlagen."

Nicht erschlagen wurde man angeblich, wenn man sich folgenden Rat zu Herzen nahm: *Eine Gans erschlägt es nicht.* Was aber hatte so eine Aussage mit der Gesundheit von Menschen zu tun? Damit wurde nun in Niederbayern metaphorisch empfohlen, sich bei einem Gewitter in das mit Gänsefedern gefüllte Bett zu legen, um vor einem Blitzschlag gefeit zu sein. Hans Schlappinger kommentierte das so: „Jedenfalls sind Bettfedern ein schlechter Elektrizitätsleiter."

Doch auch in Zeiten, als die Elektrizität längst Einzug in die Häuser gehalten hatte, nannte man in Bayern einen plötzlichen

Gewitterausbruch noch oft „Hexenwetter". Eine Reminiszenz daran, dass das „Wettermachen" einst als typische Fertigkeit von Hexen galt.

Bestimmte Seelsorger sollten diese und die von ihnen angerichteten Unwetter aber vertreiben können. So zitiert der Tölzer Arzt Max Höfler eine einschlägige Aussage des 19. Jahrhunderts aus dem Werdenfelser Land: „Sie, das ist ein frommer Herr, der betet alle schweren Wetter weg. Seit der da ist, kommt gar keines mehr herein nach Wallgau; wir beten aber auch alle Tage, daß der nur dableibt."

Ein anderer derart versierter Priester soll sogar vermocht haben, eine Wetterhexe von einer Gewitterwolke auf einen Misthaufen fallen zu lassen, und von einem Kapuzinermönch wird berichtet, dass er einmal bei Neumarkt in der Oberpfalz in eine Gewitterwolke geschossen habe und sogleich „eine mutternackte Hexe" herabgestürzt sei. Dieser überreichte der Pater dann seine Kapuze mit der Warnung, „solches nicht mehr zu tun". Ob die Kapuze allerdings ausreichte, um die Blöße der Hexe zu bedecken, darf bezweifelt werden.

Von der christlichen Landbevölkerung wurde das mit Blitzen und Donnern verbundene Gewitter auch oft als Ausdruck von Gottes Zorn ausgelegt. Donnergrollen bezeichnete man als „Hammerschlag Gottes" und setzte es mit dem Groll gleich, den Gott gegen sündhafte Menschen hegte. So hieß es bei Gewittern in Bayern allenthalben: *Jetzt schimpft da Himmevata!* (Jetzt schimpft der Himmelvater!), *Da Himmivata is zornig, er wirft alle Kasten um* (Der Himmelvater ist zornig, er wirft alle Kästen [Schränke, Truhen] um) oder *Der Himmelvater greint* (ist also böse bzw. *sirrig*).

Auf die Himmelskörper Mond und Sonne beziehen sich vielerlei Spruchweisheiten, aber in bairischer Form nur wenige mit medizinischem Inhalt. Mit Sonnenlicht und Dämmerung hat folgende Warnung zu tun: *Wer in da Fruah lang Licht brennt, brennt am Tag d'Augn aus* (Wer in der Frühe lange [das Lampen-]Licht brennen lässt, brennt sich am Tage die Augen aus). Eine oberpfälzische Variante lautet: *Wer z'Margnscht lang Leyt brennd, brennd in Dog d'Augn aus.*

Gemeint war wohl: Wer schon in der morgendlichen Dunkelheit im Fuselschein der Petroleumlampen die Augen beim Arbeiten zu sehr anstrengt, der verdirbt sich die Sehkraft dann erst recht bei Sonnenlicht. Eine weitere Oberpfälzer Version war: *Drah's Leicht oo, du brennsd sunsd an Dooch d'Aung aas* (Dreh das Licht aus, sonst brennst du dir am Tag die Augen aus). Das stammt offenbar aus Zeiten, in denen man noch Drehschalter hatte und war zugleich eine Aufforderung, am helllichten Tag kein künstliches Licht zu benutzen bzw. Strom zu sparen.

Doch auch das Mondlicht konnte den Augen gefährlich werden: *Wer in den Mond schaut, verdirbt sich die Augen.* Hierfür lieferte der Landshuter Arzt Johann Nepomuk Feiler eine Erklärung natürlicher Art: „Ferner muß man seine Augen nie zu sehr anstrengen [...]. Man lese, schreibe daher niemals im Sonnenschein, aber auch nicht in der Abenddämmerung oder im Mondlicht."

Darüber hinaus gibt es dazu bei Schönwerth eine übernatürliche Erklärung: „Im Mondenlichte geht die Geisterwelt auf; es ist daher heilig und darf nicht entweiht werden durch menschliche Arbeit. Eifersüchtig wachen Mond und Geister darüber, daß der Mensch nur das Tageslicht zur Arbeit benütze, die Nacht der Ruhe hingebe."

Feiler wiederum weiß ebenfalls um „die längst bekannte Sache", dass das Mondlicht „unerklärbaren Einfluß" auf die Menschen ausübt, insbesondere auf „Nervenkranke, die man daher auch Mondsüchtige nennt". Vom lateinischen Wort für den Mond, nämlich „luna", hat ja bekanntlich auch das englische „lunacy" (Wahnsinn) seinen Namen.

Was nun den für Menschen wichtigsten Himmelskörper, die Sonne, betrifft, so wurde sie im Monat März als besonders gefährlich angesehen: *Mirznsunn sticht d'Leut ab* (Märzensonne sticht die Leute ab). Möglicherweise waren damit Schwache und Kranke gemeint, die sich bei den ersten Sonnenstrahlen im Frühjahr zu früh ins Freie wagten. Ein überregionaler Spruch lautete demzufolge: „Wen der März nicht sticht und der April nicht frisst, den holt sich der Mai".

Im Rottal aber, wo der Reim *Märzenkinder sind Schmerzenkinder* gebräuchlich war, musste man sich im März nicht nur vor der Sonne, sondern angeblich auch vor dem *Märzenkoder* hüten. Mit dieser Fabelgestalt (*Koder* = Kater) drohte man Kindern und warnte sie, schon vor dem Karfreitag barfuß zu laufen: *Sonst sticht euch der Märzenkoder ab.* Der übliche Stichtag für die Eröffnung der Barfuß-Saison war ja erst der 23. April: „Georgi bringt grüne Schuh".

Eine sprichwörtliche Warnung vor der Märzensonne ist zudem aus der Oberpfalz überliefert: *Heid' di vo da Miaznsunna, nou bleibst schei an ganzn Summa* (Hüte dich vor der Märzensonne, dann bleibst du schön den ganzen Sommer). Der Reim ist eigentlich eher kosmetischer als medizinischer Natur und diente als Rat zur Vermeidung von Sommersprossen, die man in Niederbayern bezeichnenderweise *Märzenscheckerl* nannte. Ein Synonym war *Roßmucken*, während man in der Oberpfalz dafür *Keidräckla* (Kuhdreckspritzer) bzw. *Bremadräck* (Bremsendreck) und im übrigen Altbayern *Summascheckn, Sommermiedl* oder *Gugeschecken* sagt(e). Letzteres kommt von *Guckuck* (Kuckuck) und *Schecken* (Flecken). Hierzu schrieb Johann von Delling: „Man glaubte, daß der Guckuck diese Flecken verursacht, weil er wenigstens der Vorbote des Sommers ist. Daher sagt man auch: ,der Guckuck hat dir recht in's G'sicht g'schissen'; d.i. du bist voll Sommerflecken." Weitere Aussagen des bairischen Volksmunds führt Josef Fendl an: „Wer viele Sommersprossen hat, den *habn d Fliagn derschissn*, er hat *net aufpaßt, wia er amol hinter der Kuah ganga is; eahm is a Saublodern voller Schmai* (Schnupftabak) *ins Gsicht gflogn.*"

Gegen die unerwünschten Sommersprossen, die angeblich von der Märzsonne zumindest mitverursacht werden, gab es aber, so einst eine in ganz Deutschland verbreitete Anschauung, ein ebenfalls nur im März vorhandenes Mittel: Wasser aus geschmolzenem Märzenschnee. Legte man sich einen damit befeuchteten Lappen aufs Gesicht, verschwanden angeblich nicht nur Sommersprossen, sondern auch sonstige Hautunreinheiten, ja sogar Falten. So besagt ein deutscher Reim: „Märzschnee soll den Alten auskurieren die Falten." Und der Tölzer Arzt Max Höfler stellte in der Tat Ende des

19. Jahrhunderts in Bezug auf das Landvolk in Oberbayern fest: „Das Märzenschneewasser gilt heute noch als ein besonderes Haut-Schönheitsmittel."

Ansonsten, so Höfler, griff man in Oberbayern bei Hautunreinheiten auf Altbewährtes zurück: „Die natürlichste und sicher älteste Schmiere ist der Speichel, der als Heilmittel schon in der Bibel erwähnt ist. Der nüchterne Speichel ist heute noch im Volke als sehr wirksam angenommen (er sollte nach mittelalterlichem Glauben sogar Schlangen tödten) und viele Bäuerinnen des Isarthales kennen keine bessere Schmiere für Sommersprossen, Excoriationen, Zitterach etc. als den nicht verdünnten Morgenspeichel." Mit „Excoriationen" sind Hautdefekte wie etwa Abschürfungen gemeint und der alte Ausdruck „Zitterach" bzw. „Zitroch" (vgl. engl. „tetter") bezeichnete trockene Hautstellen bis hin zur Schuppenflechte.

Von den Flechten auf der Haut nun ein kühner Sprung zu den Gebilden, die mit den Flechten im Wald eine Symbiose eingehen: Pilze. Im Bairischen heißen sie Schwammerl: *Mia han in d'Hoiwan und en Schwammaln gwen* (Wir sind beim Heidelbeerpflücken und beim Pilzsuchen gewesen).

Ihr Vorkommen ist witterungsbedingt und soll ein Indiz für menschliche Sterberaten sein: *Viel Schwamma – viel Jamma.* Viel Jammer gibt es angeblich im Folgejahr, denn dann sei der Tod vieler Leute, insbesondere von Kindern, zu beklagen. Der populär gewesene Reim mag darauf zurückzuführen sein, dass sich Pilze nur nach nassen Sommern gut entwickeln können, damit aber die Ernten schlecht ausfallen. Man hatte also im kommenden Winter, der überdies nach reichem Pilzvorkommen schneereich sein soll, nicht genug zu essen. Darauf verweisen ähnliche Sprüche wie „Viel Pilze – wenig Brot" oder „Wenn das Jahr viel Schwämme bringt, der Landmann dann mit Hunger ringt".

Die bairische Kurzformel war einst insbesondere in der Oberpfalz, im Bayerischen Wald und in Westböhmen sehr verbreitet. Michael Pertler hat *Viel Schwammerl, viel Jammer* denn auch noch zu Beginn des 20. Jahrhunderts in der Sonnenwald-Region (heute das

Gebiet der Bayerwald-Gemeinden Schöllnach, Grattersdorf, Schöf-weg, Innernzell, Zenting) gehört.

Das Landvolk wusste meist die giftigen von den ungiftigen Pilzen zu unterscheiden. Absolut sicher konnte man sich aber nie sein, wie der folgende Wellerismus aus Oberbayern zeigt: *So ändern sich die Zeiten, hod de sell Bäuerin g'sagt: früahers hamma vor jedm Essn bet, heit betma nur no, wann's Schwammerl gibt* (So ändern sich die Zeiten, hat jene Bäuerin gesagt, früher haben wir vor jedem Essen gebetet, heute beten wir nur noch, wenn es Pilze gibt). Hier war man sich wohl des banalen Bonmots bewusst: „Jeden Pilz kann man essen – manchen aber nur einmal".

Bei allzu viel Regen gedeihen aber Pilze nicht und erst recht nicht bei Minustemperaturen.

Bei solchen haben dann auch Menschen Probleme. So hilft etwa gegen die Auswirkungen des Frosts auch kein Zittern: *Es hilft koa Zittern für 'n Frost.* Im Bairischen, so Delling, nannte man das Zittern auch *Dodern* und pflegte etwa zu sagen: *Er dodert/dadert vor Kälte.*

Vor einer Erfrierung warnt dann dieser bairische Reim: *A ganz große Kältn und a ganz große Liab, de schleichn si sockert und gaach wiar a Diab* (Eine ganz große Kälte und eine ganz große Liebe, die schleichen sich leise wie auf Socken und jäh wie ein Dieb heran). Eiseskälte kann einen also leicht überraschen und wird möglicherweise erst wahrgenommen, wenn schon Schädigungen entstanden sind. Darum wäre Vorbeugung hier umso wichtiger. In der Mitte des 18. Jahrhunderts riet der Oberpfälzer Schreger zu folgendem Mittel: „Für Kälte sich bewahren. Lege Pferd-Haar in die Schuhe, so wird dich nicht bald frieren."

Hatte der Frost aber zu erfrorenen Gliedern geführt, so empfahl Schreger 1753 ausnahmsweise nicht, dem hippokratischen Prinzip „Contraria contrariis" zu folgen: „Sonsten ist nichts bessers und bewehrtes, als wann man die erfrorne Glieder eine Zeit lang in kalt Wasser haltet; dann dises ziehet den Frost gewiß aus, gleichwie die Hitze des Feuers die Hitze aus einem Glied ausziehet."

Bei Kälte gilt es, sich besonders warm anzuziehen. Doch auch im Sommer schützt entsprechende Kleidung gegen starke Sonneneinstrahlung: *Wos hilft für d' Kält, hilft a für d' Hitz* (Was für die Kälte hilft, hilft auch für die Hitze). Die sprichwörtliche Empfehlung stammt aus Oberbayern, doch gibt es dazu eine identische Version auf plattdeutsch: „Wat goot is för de Küll, is ook goot för de Hitt." Die bezeichnen Hartmut Cyriacks und Peter Nissen interessanterweise als „alte Bekleidungsregel".

Eine solche stellt auch der folgende Reim dar: *Füaß warm, Kopf kalt, macht d'Leut alt* (Füße warm, Kopf kalt, macht die Leute alt). Es handelt sich hier um die bairische Fassung der einst populärsten Gesundheitsregel in deutschen Landen. Eine der vielen Versionen war etwa „Kopf kalt, Füße warm, macht den besten Doktor arm!" Im Jahr 1797 lobte Christoph Wilhelm Hufeland, der Begründer der Makrobiotik, diese Volksweisheit unter Hinweis auf den altgriechischen Schriftsteller Plutarch (45–125): „Die hellsten und naturgemässesten Ideen über die Erhaltung und Verlängerung des Lebens finden wir beym Plutarch [...]. Schon er schliesst seinen Unterricht mit folgenden auch für unsere Zeiten gültigen Regeln: den Kopf kalt und die Füsse warm zu halten, anstatt bey jeder Unpässlichkeit gleich Arzneyen zu brauchen."

Dass ein kalter Kopf und warme Füße lebensverlängernd seien, hatte aber schon vor Plutarch kein Geringerer als Hippokrates postuliert. Bei ihm waren natürlich humorale Aspekte ausschlaggebend. So glaubten die Hippokratiker, dass eine wärmende Kopfbedeckung zu einem schädlichen Überfluss von Säften im Kopf führe. Ähnlich wurde noch 1888 im von Wilhelm Spemann (1844–1910) herausgegebenen „Schatzkästlein des guten Rats" argumentiert: „Die Bedeckung des Kopfes soll niemals zu warm gehalten, nicht aus wattierten Tuchmützen oder Pelz bestehen [...]. Da die Vorsehung ihm schon Haare zu seinem Schutz verliehen hat, so würde eine zu warme Umhüllung leicht Kongestionen erzeugen."

Solche Blutansammlungen hätte es dann auch zur Mitte des 19. Jahrhunderts bei oberpfälzischen Bauernkindern geben müssen.

Zu deren Bekleidung schrieb Wilhelm Brenner-Schäffer nämlich: „Am wärmsten wird stets der Kopf gehalten, Zipfelmützen und Pelz- oder andere Kappen tragen oft im Sommer noch Kinder im Hemd."

Einige Jahrzehnte vorher hatte Feiler, Brenner-Schäffers Arzt- kollege in Niederbayern, für Kinder noch das genaue Gegenteil gefordert: „Den Kopf kühl halten ist eine der ersten und wichtigs- ten diätetischen Regeln [...]. Also lasse man die Kinder, so lang sie zu Haus sind, auch unter freiem Himmel, stets mit unbedecktem Kopf gehen. Dieß stärkt Haupt und Gehirn, und schützt für die Zukunft vor Reissen im Kopf (Rheumatismus), Migräne, und einem Heer von ähnlichen verdrießlichen Zufällen."

Natürlich lässt sich die Forderung nach einem „kalten" Kopf in diesem Zusammenhang auf verschiedene Weise interpretieren. Zum Beispiel kann damit das Tragen einer Mütze gemeint sein, um sich gegen eine Erhitzung des Kopfs durch die Sonne zu schützen. „Kalter Kopf" könnte zudem im Sinne von „fieberfrei" sowie von „kühl" ausgelegt werden. Das heißt im Fall von „kühl": Bei Gefah- ren und Notlagen einen kühlen Kopf bewahren und nicht wie ein Hitzkopf agieren. Jedenfalls – und da geht die moderne Medizin konform – sollte man den Kopf nicht so kalt werden lassen, dass es zu einer Unterkühlung kommt.

Die sollte man tunlichst auch bei den Füßen vermeiden. Schließlich besagt ein moderner Spruch: „Eine Erkältung beginnt mit kalten Füßen". Die alte Schulmedizin wiederum war der Auf- fassung, die Füße müssten warm gehalten werden, da sie im Gegen- satz zum Kopf per se die geringste Körperwärme aufweisen wür- den. Schließlich seien sie vom Herzen, welches das erwärmende Blut zuführt, am weitesten entfernt.

Ein spezielles Rezept gegen kalte Füße erwähnt übrigens Leo- pold Kammerer in seiner „Heiteren Hausapotheke":

„Mei, Dokta, is dir des a Gfrett, i hab so koite Füaß im Bett! So klagt der Bauer laut deszwegn – Ham S' da koa Mittel ned da- gegen? Des is ois Übel weit verbreit', moant drauf mit sanfter

Heiterkeit der Dokta in seim weißen Kittel, da woaß i ganz a guates Mittel! Hab i so koite Füaß auf d'Nacht, hat's mir no jedsmoi Abhuif bracht: I steck s' unter der Decken schlau a wengerl num zu meiner Frau! Ui, des is guat, sagt da der Bauer und blinzelt mit de Augn, de blaua. Wann hätt denn dann, so fragt er gscheit, d'Frau Dokta amoi für mi Zeit?"

Im hohen Norden sind kalte Füße natürlich ebenfalls problematisch. Im Plattdeutschen heißt es etwa, kalte Füße in Verbindung mit dem Nordwind führten zu einem Schrumpfen gewisser Körperteile: „Kole Fööt un norden Wind gifft 'n krusen Büdel un 'n lütten Pint" (Kalte Füße und Nordwind ergibt einen krausen Hodensack und einen kleinen Penis). Dort, etwa in Holstein, empfahl man übrigens, nicht nur die Füße, sondern auch den Kopf warm zu halten: „Hol Kopp un Föte warm, föll nig so ser den Darm". Dieser Rat, wurde vielfach damit begründet, dass bei Kälte die allermeiste Wärme über den Kopf verloren gehe und der Temperaturverlust sich mit einer Kopfbedeckung „verhüten" ließe.

Bemerkenswert ist, dass die Empfehlung, „Kopf und Füße warm" nicht nur in Norddeutschland, sondern auch in England und Frankreich vorherrschend war, während sonst in Europa die Versionen mit „Kopf kalt, Füße warm" weitaus in der Überzahl waren.

Dass man hier mit „Füße warm", das heißt also „nicht feucht", in erster Linie das Tragen von früher durchaus nicht selbstverständlichem Schuhwerk und mit „Kopf kalt" vorrangig das Weglassen von Kopfbedeckungen implizierte, erhellt allein schon der Umstand, dass die fraglichen Sprichwörter oft als „Bekleidungsregeln" apostrophiert wurden.

Eine dieser Fassungen, so berichtet Heinrich Schipperges 1962, kannte auch die niederländische Ärzteautorität Herman Boerhaave (1668–1738), dessen Marmorbüste in der Gedenkstätte „Walhalla" bei Regensburg aufgestellt ist. Er hinterließ ein versiegeltes Manuskript mit der Aufschrift: „Die einzigen und tiefsten Geheimnisse der Arzneikunst", das von einem Engländer zu einem horrenden Preis ersteigert wurde. Groß war die Verblüffung, als sich herausstellte, dass es nur leere Blätter enthielt – bis auf das letzte. Dort stand geschrieben: „Halte den Kopf kalt, den Leib offen, die Füße warm, so kannst du aller Ärzte spotten!"

Der Rat „Kopf kalt, Füße warm" begegnet uns dann noch in einem bairischen, bei Josef Voment verzeichneten Vierzeiler:

D'Hitzn im Kopf, ob obn oder unt,
im Hirn wiar im Maul, is nia net recht gsund –
und d'Kältn in de Füaß, ob unt oder obn,
wo's angwachsn san, is aa net zun lobn.

(Die Hitze im Kopf, ob oben oder unten, im Hirn wie im Maul, ist niemals sehr gesund – und die Kälte in den Füßen, ob unten oder oben, wo sie angewachsen sind, ist auch nicht zu loben.)

Die richtige Temperatur, nämlich kalt oder warm, spielt überdies bei der Ernährung eine Rolle. So lautet ein alter Reim: *Iss warm und trink kalt, aft wearst hundert Jahr alt!* (Iss warm und trink kalt, dann wirst du hundert Jahre alt!). Der Rat mit dem bairischen Ausdruck *aft* im Sinne von „nachher, dann" kursierte vor allem in den Alpenregionen. Möglicherweise hatten ihn die Oberbayern von den Tirolern übernommen, da er um 1850 in Innsbruck sehr populär war. Interessanterweise ist aber die Praxis, zur Gesunderhaltung warm zu essen und kalt zu trinken, schon 1616 von Juan Sorapan de Rieros aus Spanien überliefert: „Para la conseruacion de la salud vsemos à comer actualmente caliente, y à beber actualmente frio" (Zur Erhaltung der Gesundheit pflegen wir zurzeit warm zu essen und kalt zu trinken).

Noch weiter zurückverfolgen lässt sich der Reim *In dem Jenner ist fast gesund warm Speis essen zu aller Stund.* Er findet sich in fast identischer Form bereits in einem in Bayern entstandenen und bei Gundolf Keil angeführten Monatsregiment aus dem 14. Jahrhundert: „In dem jenner ist gesunt warmes essen zu aller stunt." Durch

die Hinzufügung von „fast" ist der sprichwörtliche Tipp noch verstärkt worden. Denn bei „in dem Jenner ist fast gesund" erscheint
„fast" in seiner alten Bedeutung von „sehr". Während man etwa
noch im 18. Jahrhundert in Altbayern von einem Schwerkranken
sagen konnte „Er ist fast krank", würde die gleiche Aussage heute
auf einen Gesunden zutreffen, der erst kurz davor ist zu erkranken.
Und das heute in Österreich übliche „Jänner" für Januar war auch
bis weit ins 19. Jahrhundert hinein in Bayern Usus.

Der Hinweis auf den Januar zeigt hier zugleich an, dass mit
dem warmen Essen wohl ein Ausgleich zu den kalten Winter-
temperaturen geschaffen werden sollte. Umgekehrt war die Empfehlung, kalt zu trinken, wohl zur Abkühlung an heißen Sommer-
tagen gedacht. Doch vor einem kalten Trunk bei Hitze warnte das
Landvolk in Bayern allenthalben und führte darauf vor allem die
Lungensucht zurück. Auch ein *Lecka* (heute bezeichnet man mit
Läcka meist eine größere Wunde) konnte daraus resultieren, wie
Delling im Jahr 1820 anmerkte: „Ein Lecken (spr. Lecka). – Ein körperliches Uebel, welches lange dauert, und dessen gänzliche Heilung nicht mehr zu hoffen ist. Zum Beispiel ‚Er hat schon ein
Lecka', d. i. er hat ein körperliches Uebel, von dem er nicht mehr los
kommt, z. B. wenn er in starker Hitze getrunken."

Mit Letzterem war offenbar „kalt getrunken" gemeint. Und
zum allgemeinen deutschen Reim „Was Gott will erhalten, Kann
sich nicht verhitzen, nicht verkalten" heißt es in Samuel Christoph
Wageners „Sprichwörter-Lexicon" aus dem Jahr 1813: „Ein an sich
wahres, aber oft mißgedeutetes und viel gemißbrauchtes Wort,
wobey man immer vergißt, daß Gott den, der z. B. durch einen kalten Trunk nach der Erhitzung seines Körpers auf seine Gesundheit
unvernünftig losstürmt, nicht erhalten w i l l, weil die Erhaltung
seinen Naturgesetzen entgegen ist."

Heute weiß man, dass ein „Kalttrunk" bei Hitze eher kontraproduktiv ist, da der Körper dadurch zusätzliche Energie zum
Erwärmen des kalten Getränks aufwenden muss. Zu all den verschiedenen Temperaturratschlägen hatte der bairische Volksmund

schließlich eine sprichwörtliche Synthese parat: *Zwarm und zkoid machd de ned oid* (Zu warm und zu kalt macht dich nicht alt). Empfohlen wird hier also die goldene Mitte, das rechte Maß.

Unerwähnt blieb bisher noch die Bedeutung von Pflanzen und Tieren für die Gesundheit der alten Bayern. Darauf soll nun im letzten Kapitel dieses Buchs eingegangen werden.

FLORA & FAUNA

Bei der Selbstmedikation griff man im alten Bayern hauptsächlich auf Heilpflanzen zurück. Erste Wahl waren hier oft Holunder und Wacholder. Deren medizinischer Wert ist sprichwörtlich gewesen: *Vor jedem Holler sollst den Huat du ziagn, und vorm Wacholder gar di niedaknian!* (Vor jedem Holunder sollst du den Hut ziehen und vor dem Wacholder dich gar niederknien!)

Mitunter war nur der erste Teil des Reims in Umlauf, so etwa *Vor dem Holler zieh' den Hut* im Bayerischen Wald. Dort scheint der Rat keineswegs veraltet zu sein. So schrieb Ulrike Eberl-Walter 2006: „Noch heute gilt das Sprichwort, dass man vor einem Holunderbaum den Hut ziehen müsse".

Seit Jahrhunderten brachte man damit zum Ausdruck, welch trefflichen Dienst, zum Beispiel bei Erkältungen, der Schwarze Holunder (Sambucus nigra) den Bauern als „Medizinkiste" bzw. „Herrgottsapotheke" leistete. Fast alle seine Teile fanden als Heilmittel Verwendung.

1821 lobte denn auch Johann Nepomuk Feiler die Pflanze wie folgt:

„Der so genannte ‚schwarze Holler', oder die Beeren des ‚Schwarzen Holunders'. Wovon, vorzüglich in Baiern, die Blüthentrauben, in Brandteig eingetaucht, in Schmalz gebacken, und unter dem Namen: ‚Gebackner Holler' häufig gegessen wird. Der schwarze Holunder wird aber ebenfalls, sowohl in Baiern, als auch in andern angrenzenden Ländern, mit Zuthat von Zwetschgen, Semmelschnitten und Zucker warm als Mus unter dem Namen: ‚Hollerröster' sehr häufig genossen. Dieses Mus ist wohl schmeckend, gelind nährend, anfeuchtend, und befördert die Hautausdünstung. Solchen, die eine Neigung zu Brustaffectionen haben, ist es sehr zu empfehlen."

Doch nicht nur in Bayern und in den Alpenregionen, wo viele Bauern bis ins 20. Jahrhundert hinein vor dem Holunder in der Tat respektvoll den Hut lüfteten, waren dessen heilsame Wirkungen bekannt. Der Baum ist bereits zu keltischen und altgermanischen Zeiten als lebensschützend verehrt worden und wurde danach erst recht als „heilig" angesehen, was zum Beispiel das Sprichwort *Vor dem Hollerbaum muss man den Hut abnehmen wie vor einem Heiligenbild* verdeutlicht. Beigetragen hat dazu der Volksglaube, dass die heilige Maria, die Gottesmutter, auf der Flucht nach Ägypten angeblich unter einer Hollerstaude rastete und so ein Gewitter überstand.

Hierbei handelt es sich aber um keines der Wunder, die mit dem allgemeindeutschen Reim „Holunder tut Wunder" gemeint waren. Dieser Spruch bezieht sich auf Wunder medizinischer Art. Verwunderung hingegen, manchmal auch Ärger, nicht aber Ehrfurcht äußerten die Bayern mit dem Ausruf *Kreizbirnbaam-Hollerstauern!* (Kreuzbirnbaum-Hollerstauden!). Dieser verdankt offenbar seine Entstehung dem Umstand, dass neben Feldkreuzen oft zwei Birnbäume oder Hollerstauden zu finden waren.

Wie vor dem Holunder sollte man, so die sprichwörtliche Aufforderung, vor dem Wacholder (Juniperus communis) gleichfalls Ehrfurcht zeigen, und zwar durch das Beugen des Knies. Verwunderung herrschte hier auch: aber nicht bei den Bayern, sondern den Italienern. So schrieb Odilo Schreger 1753: „Was Ruhm haben nicht die Wacholder-Beer: Ja die Welschen verwunderen sich so gar, daß der Teutsche sterbe, da er doch Wacholder-Beer habe; und sagen: der Teutsche hat Wachholder-Beer, und stirbt?" Anschließend nennt er Gründe für diesen Ruhm: „Wacholderbeer. Reinigen die Leber, Brust, Lungen und Nieren. Treiben die Winde, den Harn, Lenden-Stein, Sand und Grieß." „Sand" bzw. „Gries" sind kleine Ablagerungen oder Verklumpungen in Körperorganen, die Flüssigkeiten enthalten. Die Endstufe ist dann ein Steinleiden, medizinisch „Lithiasis" genannt (z. B. hervorgerufen durch Gallen- oder Nierensteine). In Altbayern bezeichnete man aber jede Art von Blasenleiden mit dem Ausdruck *an Sand und Gries leiden.*

In der Tat entfalten die dunkelvioletten bis schwarzbraunen Wacholderbeeren, die Frucht des wildwachsenden Heidewacholderstrauchs, eine entzündungshemmende und entgiftende Wirkung. Die Keimlinge der Wacholdersträucher konnten sich übrigens früher leichter entwickeln, da grasende Schafe einen Bogen um sie machten. Offenbar war der strenge Geruch ihrer ätherischen Öle nicht nach ihrem Geschmack.

Der starke Geruch war auch der Hauptgrund, warum man Wacholderbeeren (oder Hausräucherungen mit auf Glutpfannen geworfenen Krammetsbeeren) gegen ansteckende Krankheiten oder „böse Lüfte", insbesondere die Pest, einsetzte. Am 16. August gepflückte Wacholderbeeren galten als besonders heilkräftig bzw. schützend. Das war nämlich der Rochustag, der Tag des Pestheiligen Rochus. (Der populärere Pestheilige der Altbayern war allerdings der heilige Sebastian, für den zahlreiche Kapellen errichtet wurden.) Rochus soll im 14. Jahrhundert auf seiner Pilgerfahrt nach Rom Pestkranke geheilt und später selber eine Pesterkrankung überstanden haben. So glaubte man in Oberbayern bis weit ins 19. Jahrhundert hinein, dass der gegen die Pest gefeit sei, der aus einem „Rochusbecher" trinke, welcher aus Steinbockhörnern gefertigt wurde.

Zur Prophylaxe scheint man sich aber mehr vom Verzehr der Wacholderbeeren versprochen zu haben. So lautete ein populärer Pestspruch in Oberbayern: *Nehmt's Kranawit und Bibernell, dann kommt der Tod nicht so schnell. Kranewitt* bzw. *Krammet* stand hier für den Wacholder. Den Reim kommentierte Max Höfler 1888 wie folgt: „Soll in Pestzeiten ‚die weiße Frau' dem Volke zugerufen haben." Bei der „weißen Frau" handelt es sich um eine Art Schlossgespenst, das in zahlreichen Sagen erscheint. Solch eine weiße Frau soll zum Beispiel im Ebersberger Forst, auf der Burgruine Weißenstein im Bayerischen Wald oder in der oberpfälzischen Burg Wolfsegg umgehen.

In der Oberpfalz aber war es meist nicht eine weiße Frau – es waren die „Holzfräulein", menschenfreundliche Geisterwesen, die den Menschen in Pestzeiten die pflanzlichen Gegenmittel ver-rieten. Dabei wurde Wacholder, den die Oberpfälzer als *Gramml* kennen, oft durch Baldrian ersetzt: *Esst Bibernellen und Baldrian, so geht euch die Pest nicht an.* Bei Baldrian (Valeriana officinalis), der nicht von ungefähr den Beinamen „Stinkwurz" hatte, war es der dem Katzenharn ähnliche üble Geruch, der Giftiges und Ungesun-des vertreiben sollte.

Und die Bibernelle bzw. Pimpinelle (Pimpinella saxifraga) trug bezeichnenderweise die Beinamen „Pestkraut" bzw. „Pestwurz". Meist war sie es, die in oberpfälzischen Pestsagen empfohlen wurde. Hier zwei Beispiele aus Schönwerths „Sitten und Sagen" aus dem Jahr 1859: „Als einmal eine starke Pest wütete, saß ein Vögelchen auf einem Kraut und sagte immer fort: ,Eßt Bibernell, dann sterbt ihr nicht so schnell!' Damit flog es fort und die Menschen pflückten den Samen des Krautes und tranken den Absud, und blieben ge-sund." „Gleiches erzählt man von Neustadt a.d. Waldnaab. Dort hauste die Pest, und es war keine Hilfe: daher bauten sie zu Ehren des hl. Felix eine Kirche, und um die zwölfte Stunde flog eine wilde Aente über die Stadt mit dem Rufe: ,Esset Bimaln'. Das thaten sie und genasen."

Doch nicht nur in der Oberpfalz, auch im niederbayerischen Freyung (Lkr. Freyung-Grafenau) empfahl ein Pestspruch die Pim-pernell: *Esst's nur brav Ehrenpreis und Pimpernell, dann bleibt's gesund, sterbt's nöt so schnell!* Hier wird eine weitere Heilpflanze, der Ehren-preis (Veronica officinalis), genannt. Den pries schon im 16. Jahr-hundert, wie Heinrich Marzell 1938 anführte, Hieronymus Bock (1498–1554), einer der drei Väter der deutschen Botanik, als „ein für-trefflich bewerte artznei für alle gifftige pestilentzische feber." So meinten denn auch die Franzosen, dass Ehrenpreis den Arzt aus-lache: „L'herbe de la véronique au médecin fait la nique."

Gegen das „Große Sterben" vermochte aber selbst der Ehren-preis, über den zudem die Volksreime *Ehrenpreis macht dem Teufel die Ohren heiß* und *Willst du werden ein Greis? Nimm einfach Ehrenpreis!* kursierten, in den wenigsten Fällen etwas auszurichten. Die Pest, die während ihrer schlimmsten Phase von 1348 bis 1350 einem Viertel der damals rund 100 Millionen zählenden Gesamtbevölkerung Europas das Leben kostete, flackerte auch in der Folgezeit immer wieder auf.

Altbayern wurde nicht nur im 16. Jahrhundert, als etwa 1522 der „Schwarze Tod" die Einwohnerzahl von Passau halbierte, sondern vereinzelt noch bis Mitte des 18. Jahrhunderts (z.B. Schwanenkirchen 1742) von der Pest heimgesucht. In München war das erste Pestjahr 1349, das folgenschwerste 1634 und das letzte 1680. Selbst heute ist die Pest global noch nicht völlig ausgerottet, wie zum Beispiel ein Ausbruch auf Madagaskar im Jahr 2014 zeigte.

Für den Tod ist also, wie es in einem viel gebrauchten Sprichwort heißt, „kein Kraut gewachsen". Die oberpfälzische Version lautet: *Für 'n Daud is kon Kraüdl gwahs'n.* Allerdings behauptete man in Bayern, es gäbe hier doch ein Gegenmittel, nur würde man es eben nicht kennen: *Für'n Tod is aar a Kraut gwachsn, grad kenna tuan ma's net.*

In der Oberpfalz wiederum war das in Form eines Wellerismus in Umlauf: *Für 'n Daud gab's an a Kraud, wißt mar's när, haod dar Bodar van Bleistoin gsagt* (Für den Tod gäbe es auch ein Kraut, wüsste man es nur, hat der Bader von Pleystein gesagt). Die Erwähnung der Stadt Pleystein (Lkr. Neustadt a. d. Waldnaab) lässt auf einen möglichen Ursprungsort dieses apologischen Sprichworts schließen, das natürlich nur schalkhaft gemeint war.

Dass es für jede Krankheit ein Kraut gibt, ist aber eine Kernaussage der von den Paracelsisten, den Anhängern von Paracelsus, vertretenen Signaturenlehre. Diese ging davon aus, dass göttlicherseits durch bestimmte Signaturen angezeigt werde, welche Pflanzen etc. zur Heilung geeignet wären, und man die Zeichen (z.B. gelbe Blume gegen Gelbsucht) nur erkennen müsse.

Gäbe es nun tatsächlich ein Kraut gegen den Tod, so könnte das dem Volksmund nach nur der magische und als „ambrosia deorum" (Götterspeise) geltende Salbei sein: „Wer Salbei baut, den Tod kaum schaut." Diese Ansicht aber geht auf eine Frage der Hochschule von

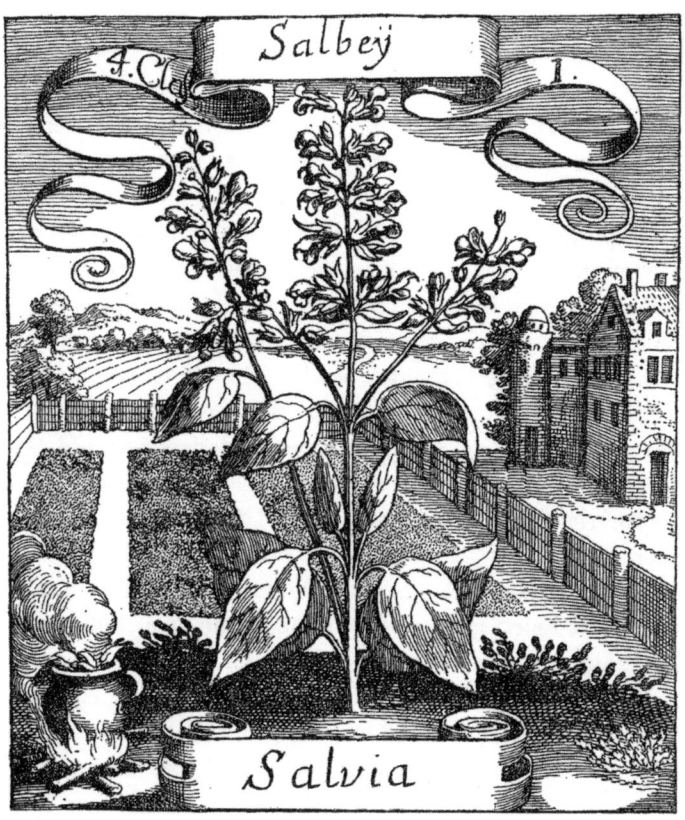

Wer Salbei baut, den Tod kaum schaut. Die Salbeipflanze in einem Kupferstich aus dem 18. Jahrhundert

Salerno zurück: „Cur moriatur homo, cui Salvia crescit in horto?" (Warum sollte ein Mensch sterben, in dessen Garten Salbei wächst?). Weitere deutsche Reimfassungen waren: „Salbei im Garten, der Tod kann warten" und „Wann widern Tod ein Kräutlein wär. Dem Salbey thät gebührn die Ehr."

Bei den Welschen ist es jedoch – in Anlehnung an die salernitanische Frage – nicht der Salbei, der die Leute, in dem Fall die Deutschen, nicht sterben lässt, sondern der Wacholder. So schrieb Schreger 1766 ein weiteres Mal über die Wacholder- bzw. Krammetbeeren: „Sie wachsen häuffig in Teutschland, und wären wohl werth, von deren Krafft und Güte ein grosses Buch zu schreiben; dann sie seynd so gesund, daß die Welschen vermeynen, es seye nicht möglich, daß ein Teutscher, der Wacholder-Beer hat, sterben könne; darum sagen sie: Der Teutsche hat Krammetbeer, und stirbt?"

Die bereits erwähnte Bibernelle wurde nun nicht nur bei der Menschenpest, sondern auch bei Viehseuchen, etwa am Lechrain, eingesetzt. Dazu ist bei Joseph Mundigl folgende Reimempfehlung vermerkt, welche den Menschen von Vögeln seltsamen Aussehens per Gesang übermittelt worden sein soll: *Ihr Leut, ihr Leut, brockt's Bibernell, Der Schelm, der Kunter fährt gar schnell! Die Wurzeln gebt's dem Vieh nur ein, Mit 'nem Schelmen wird's dann fertig sein.* Mit *Schelm* bzw. *Schelmen* ist hier die Viehseuche bzw. das Viehsterben gemeint, *brocken* steht für „pflücken" und *der/das Kunter für* „Ungeheuer".

Der sogenannte *gelbe Schelm* könnte der „Fliegende Brand" bzw. das „Wilde Feuer" gewesen sein, identisch mit dem „Milzbrand" bzw. „Anthrax". Der *gelbe Schelm* wütete zum Beispiel im Jahr 1793 in den Gerichtsbezirken Weilheim und Landsberg. Zur Eindämmung der gefährlichen Pferde- und Hornviehseuche wurden strenge Gebote für Fuhrleute und Reisende erlassen. Ein Jahrhundert später vermerkte dann der Tölzer Arzt Max Höfler: „Der Rauschbrand heißt im Isarthale noch ‚der gelbe Schelm'." Rauschbrand, der gerade in den Tälern Oberbayerns nicht selten anzutreffen war, und Milzbrand sind allerdings nicht identisch, auch wenn bei den zwei Tierseuchen lange nicht differenziert wurde, sodass der *gelbe Schelm* sich auf beide beziehen konnte. Erst 1876 fand man heraus, dass jeweils andere Erreger vorlagen.

Von Seuchen abgesehen, konnte Hornvieh aber nicht nur den Besitzern Probleme bereiten: *De betatn Leut, de zahnenden Hund und de stößigen Stier is nia net z'traun* (Betenden Leuten, zähnefletschenden Hunden und Stieren, die einen stoßen, ist nie und nimmer zu trauen). *Betat* ist hier mit „bigott, frömmelnd" gleichzusetzen. Eine

Variante lautete: *Beim Stier von vorn, beim Esel von hint, und bei de Weiber muaßt di von alle Seitn hütn.* Vor den Stößen eines Stiers, der im Bairischen als Jungstier *Bummal* bzw. *Stierbummerl* genannt wird, sollte man sich also in Acht nehmen, wenn einem seine Gesundheit lieb war. Ähnliches kursierte über Kühe: *Um a schlagada Kuah und a betads Wei muass ma an grouße Boong macha* (Um eine schlagende Kuh und ein betendes Weib muss man einen großen Bogen machen).

Wie schon angeklungen, galt das erst recht für bissige Hunde: *An bißinga Hund schol ma niad dratzn* (Einen bissigen Hund soll man nicht reizen). *Tratzen* ist ein heute noch sehr beliebter Ausdruck für „provozieren, necken". Woran erkennt man aber einen bissigen Hund? Angeblich an den zerrissenen Ohren: *Bissigi Hunt kennd ma-r an zrissnar Aur.* Und auch das Verhalten lässt auf die Gefährlichkeit schließen: *A stummar Hund beißt zwoamal* (Ein stummer Hund beißt zweimal). Das deckt sich mit der Erkenntnis *Hund, de viel bellen, beißen net.* Jedenfalls soll man seine Furcht nicht zeigen: *Wer'n Hund fürh't dern beißt ar* (Wer den Hund fürchtet, den beißt er). Das würde die These bestätigen, dass Hunde Angst riechen können. Zur Vorbeugung hatte hier der deutsche Volksmund einst diesen Rat parat: „Will ein Hund fahren in die Bein, so wirf ihm einen Stein."

War man aber schon gebissen, griff man früher in Oberbayern mitunter zur Brennnesseltherapie, wie Höfler Ende des 19. Jahrhunderts zu berichten weiß: „Bei Hundebißwunden wird sie im Namen der hl. Dreifaltigkeit gepflückt und dabei dreimal gesprochen: ‚Nessel, ich thu' dich beugen, daß du dieser N.N. thust die Maden aus ihrer Wunde treiben'. Dabei wird der Kopf der Nessel dreimal gedreht, so daß er verwelken muß."

Das Standardmittel zur Behandlung eines Hundebisses war indes lange Zeit ein anderes gewesen: *Wer van an Hund bißa is, mou Hundshaor aflign* (Wer von einem Hund gebissen worden ist, muss Hundshaare auflegen). Hier handelt es sich keineswegs um eine speziell bayerische Praxis. Vielmehr war das ein uraltes Verfahren, das schon Plinius der Ältere, der bekanntlich 79 n. Chr. beim großen Vesuvausbruch ums Leben kam, erwähnt hatte. Einfluss dürfte hier auch Hippokrates gehabt haben, der annahm, Haare könnten Flüssigkeiten aufsaugen und somit der Wunde die durch den Biss eingedrungenen giftigen Speichelsekrete des Hundes entziehen.

Der alte Heilaberglaube, wonach das Heilmittel am besten beim Schadensverursacher zu finden sei und der in der Homöopathie Samuel Hahnemanns (1755–1843) bzw. im Prinzip „Similia similibus" (Ähnliches mit Ähnlichem) gipfelte, bestärkte die Leute noch bis weit in die Neuzeit darin, im Bedarfsfall Hundshaare aufzulegen und sich solche bei fahrenden Händlern oder auf Jahrmärkten zur Prophylaxe zu beschaffen. Gleichwohl hielt man natürlich die Haare des Hundes, der zugebissen hatte, am geeignetsten für die Wundheilung.

Handelte es sich dabei aber um einen *winnigen*, das heißt tollwütigen Hund, ging es wegen der möglichen Übertragung der Tollwut auf den Menschen um das Leben der Gebissenen.

Die oft als „erste deutsche Ärztin" bezeichnete Mystikerin Hildegard von Bingen empfahl im 12. Jahrhundert zur Behandlung von Bissen tollwütiger Hunde noch Schafgarbe, Mehl und Eiweiß bzw. heilkräftige Edelsteine. Auch von der „Hundsrose", die nicht von ungefähr diesen Namen trägt, im Volke aber als „Hagebutte" bekannt ist, erhoffte man sich in diesem Fall eine Wirkung.

Vor allem aber sah man bis ins 18. Jahrhundert hinein die Tollwut vornehmlich als „Strafe Gottes" oder als eine geistige Krankheit an, die nur durch Gott (bzw. Priester oder Heilige als dessen Mittler) verhindert oder geheilt werden konnte. Als Patron par excellence galt hier der aus Aquitanien stammende heilige Hubertus (656–727), der einstige Bischof von Lüttich. Einer seiner Amtsnachfolger bestätigte denn auch im 17. Jahrhundert ausdrücklich die Wunderkräfte des Heiligen. Demgemäß lautet ein in der Basilika Vierzehnheiligen bei Bad Staffelstein ausgelegter Merkvers: „St. Hubertus dein Kraft ist bekannt, halt uns bei Sinne und Verstand."

Hubertus ist zudem einer der „Vier Marschälle Gottes". Diesen vier Schutzheiligen (die anderen drei sind Antonius, Cornelius und Quirinus) werden besondere Verdienste zugeschrieben (vor allem bei Seuchen und Krankheiten), sodass ihnen die spezielle Nähe Gottes gebührt. Alle vier werden darüber hinaus oft zu den 14 Nothelfern gerechnet.

Nach Hubertus' Tod wurden seine Gebeine in ein dann nach ihm benanntes Kloster in den heute belgischen Ardennen überführt. „Saint-Hubert" war bis zur Französischen Revolution ein beliebter Wallfahrtsort und nennt sich heute „europäische Hauptstadt der Jagd und der Natur". Der Heilige ist aber nicht nur der Schutzpatron der Jäger, er soll auch Hunde beschützen und gegen die durch sie auf Menschen übertragene Tollwut etwas ausrichten können. Salz, Brot und Wasser, die am 3. November, seinem Namenstag, geweiht werden, bewahren angeblich Menschen und Hunde vor einer Ansteckung.

Ein noch populäreres Mittel dagegen war aber jahrhundertelang der „Hubertusschlüssel", neben Hirsch und Hund ein gängiges Attribut des Heiligen. Hierbei handelte es sich aber nicht um einen üblichen Schlüssel, sondern um ein etwa zehn Zentimeter langes, nagelförmiges Brenneisen mit einer oft einem Jagdhorn gleichenden Stempelplatte als Kopf.

1807 war zum Beispiel in der „Baierischen National-Zeitung" eine Vermisstenanzeige erschienen, in der ein am Münchner Angertor entlaufener Hund beschrieben wird. Eines seiner Kennzeichen wurde angeführt: „mit Hubertischlüssel gezeichnet".

Der „Hubertusschlüssel" diente aber nicht nur zur Prophylaxe, er wurde auch therapeutisch eingesetzt. So berichtete Franz Xaver

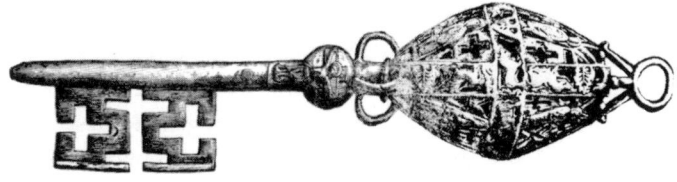

Das meistgebrauchte Instrument beim Biss tollwütiger Hunde: der „Hubertusschlüssel"

Schönwerth 1859 zum Stichwort „Hundswuth" von folgender Oberpfälzer Praxis: „Zu Wappendorf wird in der Kirche, dem heiligen Huberti geweiht, ein großer, altdeutscher Schlüssel bewahrt, der ‚Hubertischlüssel', welchen man glühend macht und auf die Bißwunde des winnigen Hundes legt." Mit „Wappendorf" ist Wappersdorf, der heutige Gemeindeteil von Mühlhausen, Landkreis Neumarkt i. d. Oberpfalz, gemeint.

Und der in Tölz geborene Volkskundler und Historiker Johann Nepomuk Sepp (1816–1909) schrieb im Jahr 1908: „Wenn vor Zeiten in Tölz, Holzkirchen und weiterhin eine Hundswut ausbrach, führte man die Hunde zum Meister, der sie mit dem Hubertusschlüssel auf die Stirn brannte. Aber auch gebissene Leute brannte man damit." Der „Hubertusschlüssel" diente hier also, zumal bei einer Bisswunde, als Kauterisiergerät.

Im München des Jahres 1784 erhoffte man sich ebenfalls vom heiligen Hubertus Schutz vor dem Ausbruch der „Wutkrankheit". Dort war im Januar ein offenbar tollwütiger Hund dem Wasenmeister, also dem Schinder bzw. Abdecker, zur Tötung übergeben worden. Dem Tier gelang jedoch die Flucht aus dem Stall und so kam es, dass der Hund 13 Personen auf den Straßen anfiel und biss! Daraufhin klärte man die Bevölkerung unverzüglich über die „Kennzeichen eines wüthigen Hundes" (z.B. „feuerrothe Augen", „geiferndes Maul") auf und alle Hunde, die ohne Halsband auf den Gassen herumliefen, wurden erschossen. Zugleich sind wohl manche Hof- und Haushunde zur Vorbeugung mit dem Hubertusschlüssel behandelt worden.

Dieses Verfahren blieb wahrscheinlich auch den im Januar angefallenen Personen nicht erspart. Die 13 Unglücklichen wurden nämlich auf kurfürstliche Anordnung ins besagte Kloster St. Hubert (damals zum österreichischen Geldern gehörig) geschickt. Und da war es bis zur Mitte des 19. Jahrhunderts üblich, den Gebissenen zunächst einmal die Wunde mit dem Schlüssel auszubrennen und dann die Stirn einzuritzen. Schließlich galt die Tollwut ja als „geistige Krankheit". In die Schnittstelle wurde ein

Fädchen aus der Stola des Heiligen gelegt, welche – trotz der Vielzahl an jahrhundertelang so Behandelten – angeblich nicht weniger wurden.

Drei Personen schafften es allerdings nicht mehr bis zum Kloster. Sie verstarben auf der Hinreise an der „Hundswut", die damals in Ermangelung eines Impfstoffs binnen zwei Wochen, spätestens aber nach 90 Tagen zum Tod führte. Nach Ablauf der maximalen Wartezeit auf einen Ausbruch der Krankheit kehrten dann im April die übrigen Zehn, die sich offenbar nicht mit dem Rabiesvirus angesteckt hatten, wieder wohlbehalten in die bayerische Residenzstadt zurück, wo inzwischen ein spezieller „Hundsschlager" eingestellt worden war.

Folgen hatte der Vorfall mit dem ausgebüxten Hund, der sich als „winnig" erwiesen hatte, zudem für den nachlässigen Wasenmeister. Auf Anordnung der Oberlandesregierung wurde ihm eine Tafel um den Hals gehängt, auf der sein Vergehen vermerkt war. Damit musste er sich eine Stunde lang auf dem Münchner Schrannenplatz (ab 1854: Marienplatz) zur Schau stellen.

Im November des gleichen Jahres, also 1784, erließ der pfalzbaierische Kurfürst Karl Theodor (1724–1799) eine einschlägige, bei Schleis von Löwenfeld zitierte Verordnung:

„Wir, Carl Theodor, von Gottes Gnaden Pfalzgraf bey Rhein, Herzog in Ober- und Nieder-Baiern etc. thun Kund, und fügen hiemit jedermänniglich zu wissen […]. Demnach nun die leidige Erfahrniß bezeugt hat, wasgestalten der Biß eines wütenden Hunds mehrere Personen und andere Hunde in Unserm Herzogthume verletzet […] versehen uns auch annebst, daß der oder dieselbe im Fall eines erlittenen Bißes (welchen die Allmacht in Gnaden abwenden wolle) sogleich den Behörden […] Anzeige machen, und sich von allem Gebrauche empyrischer, abergläubischer und sympathetischer Mitteln, als Amuletten, Segensprechereyen, des Eingebens verschiedener Zeichen, Buchstaben und Zettelgen um so gewisser enthalten werden, als bey wahrgenommenen Unterlassungs- oder Entgegenhandlungen nicht nur die, so derley Mittel gebrauchen, sondern auch jene, welche solche verordnen, eine geeignete Geldstrafe, und nach Ermessen noch sonstig mehr empfindliche Ahndung ohne Gnad und Ansehen zu gewärtigen haben."

Der Kurfürst kannte den Gebrauch des „Hubertusschlüssels", der in dieser Verordnung aber nicht explizit erwähnt wird, schon von der Pfalz her. Karl Theodor war damals sogar oberster Ordensmeister des (nach dem Heiligen benannten) Hubertusordens. Dieser Ritterorden wurde von seinem Nachfolger, König Maximilian I., sogar zum höchsten Bayerns erhoben und wird heute noch als Hausorden der Wittelsbacher verliehen.

Die abergläubische Verwendung des „Hubertusschlüssels" war in deutschen Landen einschließlich Bayerns noch bis zu Beginn des 19. Jahrhunderts weit verbreitet. So durfte etwa in München im Jahr 1791 ein städtischer Ross- und Hundearzt mit amtlicher Erlaubnis den Hunden zur Abwehr der Tollwut prophylaktisch den „Hubertusschlüssel" auf die Stirn brennen und dafür jeweils sechs Kreuzer verlangen.

Und im „Churbaierischen Intelligenzblatt" vom April 1803 ist eine Abhandlung des kurfürstlichen Leibarztes Franz Joseph Besnard (1749–1814) enthalten, worin u. a. Folgendes zu lesen ist: „Der Wirth von Aubing, in der Gegend von Nympfenburg, der zur nämlichen Zeit von diesem herumirrenden Hunde gebissen wurde, überließ sich seinem Schicksale, indem er sein ganzes Vertrauen in den Hubertusschlüssel, womit er gebrannt wurde, setzte, und wurde bald darauf unter den schrecklichsten Gichtern [Qualen] ein Opfer der Wuth."

Zu jener Zeit, als es zum Beispiel in München bei über 50.000 Einwohnern mehr als 7.000 Hunde gegeben haben soll, kam anstelle der bis dahin üblichen Begriffe wie „Hundswut", „Wutkrankheit" oder „Wasserscheu" (bzw. Hydrophobie, da befallene Hunde typischerweise kein Wasser zu sich nehmen) die heute gebräuchliche Bezeichnung „Tollwut" auf. Heute weiß man, dass diese durch den Speichel übertragen wird und infizierte Tiere wie auch gebissene Menschen durch starken Speichelfluss gekennzeichnet sind. Die Bisswut der befallenen Tiere (Hund, Wolf, Fuchs etc.) resultiert aus dem Umstand, dass das Virus deren Gehirnfunktionen schwer beeinträchtigt. Mit Ausnahme der Fledermaustollwut gilt übrigens ganz Deutschland seit 2008 als tollwutfrei.

Ein wirksames Gegenmittel gab es erst gegen Ende des 19. Jahrhunderts, nämlich 1885: ein vom französischen Biochemiker Louis Pasteur (1822–1895) entwickeltes Serum, das auf Erkenntnissen seines Landsmanns Pierre Victor Galtier (1846–1908) beruhte. Drei Jahre später wies Höfler im Hinblick auf die Praktiken der Volksmedizin in Oberbayern auf Folgendes hin: „Das Ausbrennen der infizirten Wunden durch das glühende Eisen ist jetzt nur noch in der Thierheilkunde volksthümlich."

Neueren Ursprungs ist dann wohl dieser Reim, der besagt, dass ein Hund auf die Psyche seines Halters einen wohltätigen Einfluss ausübt: *Hasd an Hund, bleibst gsund* (Hast du einen Hund, bleibst du gesund).

Doch schon Hildegard von Bingen soll der Auffassung gewesen sein: „Gib dem Menschen einen Hund und seine Seele wird gesund."

SCHLUSSBEMERKUNGEN

Dem Volksreim *Obacht gem, länga lem!* kam im alten Bayern besondere Bedeutung zu. Schließlich hatte man damals nicht selten irrige Ansichten zur Erhaltung oder Wiedererlangung der Gesundheit. Das galt auch für die wenigen Ärzte, die häufig noch überholten Vorstellungen der alten Schulmedizin anhingen. Selbst wenn diese eine akademische Ausbildung erfahren hatten, für die es lange Zeit nur eine einzige Universität gegeben hat – die von Ingolstadt über Landshut schließlich nach München übersiedelte –, rätselte man viel über die Ursachen von Krankheiten.

Daher griff man oft zu untauglichen Mitteln, wie etwa zu warmer Kleidung gegen die Cholera. Auch gegen die „Venusseuche", die Syphilis, war man im frühen 19. Jahrhundert noch machtlos. So erlag etwa die Mutter von Andreas Mühlbauer, dem Anführer von Bayerns größter Räuberbande, im Jahr 1818 im Alter von 41 diesem Leiden. Des Öfteren war man ärztlicherseits der Auffassung, Kröpfe entstünden durch einen giftigen Lufthauch, Tuberkulose sei vererbbar oder in „Besessenen" stecke der Teufel. Zu dessen Austreibung zog zum Beispiel ein promovierter Stadtmedikus 1801 einen Kapuzinermönch heran. Und noch 1868 bat ein Bauer einen Kaplan um eine Hexenaustreibung. Hier war die Hexe aber angeblich nur in sein erkranktes Vieh gefahren; der Fall sorgte dennoch bayernweit für großes Aufsehen.

Überhaupt war dem Aberglauben, insbesondere auf dem Lande, nur schwer beizukommen. Auch mancher volksläufige Ratschlag zur Gesundheit beruhte auf abergläubischen Vorstellungen, doch die meisten solcher Tipps leiteten sich von gemachten Erfahrungen anderer her und waren somit zumindest nicht schädlich.

Ansonsten blieben den alten Bayern vorab die Vorsicht (*Obacht!*), der Zugriff auf Heilkräuter oder der Gang zum Bader. Mit einem wirklichen Arzt aber hatten die allermeisten seinerzeit nie zu tun. Eine Ausnahme bildeten hier für manche die Bäderärzte in den

Heilbädern. Für den Aufschwung dieser neuen Einrichtungen sorgte der im niederbayerischen Michaelsbuch (heute ein Gemeindeteil von Stephansposching, Lkr. Deggendorf) geborene Balneologe Dr. Johann Evangelist Wetzler. Er hatte zudem großen Anteil an der Einführung der Pockenschutzimpfung, bei der Bayern europaweit Vorreiter war. Vorher hatte diese Seuche, damals gemeinhin „Blattern" genannt, jedes Jahr Hunderttausenden in Europa das Leben gekostet.

Unzählige Leben rettete dann des Weiteren die Entdeckung von Erregern anderer Infektionskrankheiten im späten 19. Jahrhundert. Seitdem sind die Fortschritte in der Medizin geradezu revolutionär gewesen, wobei nun auch allenthalben ein breites Spektrum an ärztlichen Diensten vorhanden ist.

Die alten Bayern aber mussten mit den seinerzeitigen Missständen im Gesundheitswesen, mit dem Halb- oder Unwissen über Krankheiten und dem Mangel an wahrhaftigen Heilkundigen zurechtkommen.

LITERATUR

Abraham, Hartwig/Thinnes, Inge: Hexenkunst und Zaubertrank. Unsere Heilpflanzen in Sagen, Aberglauben und Legenden, Greifenberg ²1996.

Aigner, Franz und Emmi: Wer ko, der ko! Die originellsten bayerischen Sprichwörter, München 1996.

Albrecht, Günter: „Hopfen, Malz und Staatsräson – die Brautradition der Wittelsbacher", in: Robert Gasteiger/Wilhelm Liebhart (Hrsg.): Braukunst und Brauereien im Dachauer Land. Eines erbarn Handtwerchs der Pierpreuen, Dachau 2009, S. 11–16.

Allgeier, Kurt: Wenn's Arscherl brummt is Herzerl gsund. Wahrheiten und Weisheiten für die Gesundheit, München 1984.

Andree-Eysn, Marie: Volkskundliches aus dem bayrisch-österreichischen Alpengebiet, Hildesheim 1978, Nachdruck der Ausgabe Braunschweig 1910.

Aventinus, Johannes: Baierische Chronik, München 2012, Reprint der Ausgabe Jena von 1926.

Bächtold-Stäubli, Hanns (Hrsg.): Handwörterbuch des deutschen Aberglaubens. Bd. I–X, Berlin und Leipzig 1927–1942, unveränderter photomechanischer Nachdruck der 10 Bände, Lizenzausgabe, Augsburg 2005.

Baierische National-Zeitung, München, 27. Oktober 1807, S. 1112.

Baier, Johann: Armut, Not und Hoffnung am Rande einer Stadt. Haidhausen im Jahrhundert der Cholera-Epidemien, München 1988.

Bauer, Sven: „Der Waldler in der guten alten Zeit", in: Schöner Bayerischer Wald 01/2022, S. 26–29.

Bekh, Wolfgang Johannes: Nur da Not koan Schwung lassn. Bairische Spruchweisheit für jede Gelegenheit. Gesammelt und nacherzählt, München 2009, Erstausgabe Pfaffenhofen 1987.

Besnard, Franz Joseph: „Hundswuth. Heilmethode gegen den tollen Hundsbiß", in: Churbaierisches Intelligenzblatt. XVIII. Stück, München 30. April 1803, S. 275–279.

Bibliotheca Augustana: Regimen Sanitatis Salernitanum Sive Flos Medicinae (Das medizinische Lehrgedicht der Hohen Schule zu Salerno, ca. 1050, ed. P. Tesdorpf/Th. Tesdorpf-Sickenberger, 1915), <http://www.hs-augsburg.de/-harsch/Chronologia/LsposzII/Regimen/reg_sana.htlm> [14.06. 2021].

Bouissou, Roger Pierre: Sagesses des Nations et Proverbes médicaux, Langres 1999.

Brandt, Karsten: Was ist dran an Bauernregeln? Altes Wetterwissen auf dem Prüfstand, München 2011.

Bremser, Johann Gottfried: Medicinische Parömien, oder Erklärung medicinisch-diätetischer Sprichwörter, nebst der Nutzanwendung. Ein Nachtrag zum Gesundheitstaschenbuche, Wien 1806.

Brenner-Schäffer, Wilhelm: Darstellung der sanitätlichen Volks-Sitten und des medizinischen Volks-Aberglaubens im nordöstlichen Theile der Oberpfalz, Amberg 1861.

Bronner, Franz Xaver: Bayerisch Land und Volk in Wort und Bild, München 1910, dritte umgearbeitete und vermehrte Auflage.

Cyriacks, Hartmut/Nissen, Peter: Sprichwörter Plattdüütsch und ihre Bedeutungen, Hamburg ⁷2005, Erstauflage 1999.

Dahn, Felix: „Volkssitte". Bavaria. Landes- und Volkskunde des Königreichs Bayern. Zweites Buch: Oberbayern, 363–423, München 1860.

Dahn, Felix: „Volkssitte". Bavaria. Landes- und Volkskunde des Königreichs Bayern. Drittes Buch: Niederbayern, 990–1005, München 1860.

Deggendorfer Zeitung: „Im Mai wurden die Lallinger vom Bader zur Ader gelassen. Wie es früher im Lallinger Winkel war" (PNP vom 21.05.2002, Lokalteil Deggendorf), http://www.pnp.

de/red/pnp/2002/05/21/dz/00000024.
htm [21. Mai 2002].

Delling, Johann von: Beiträge zu
einem baierischen Idiotikon, Erster
und Zweiter Theil, München 1820.

Drexler, Toni: Vom Finsterbach zum
Mississippi. Dem Schwobn-Girgl sein
abenteuerlicher Weg „ins Amerika",
Thalhofen 2021.

Eberl-Walter, Ulrike: „Der Bayerische
Wald für Feinschmecker", in: Schöner
Bayerischer Wald 169/2006, S. 12–13.

Eichenseer, Adolf (Hrsg.): Das große
bairische Gstanzlbuch. Håt oaner oans
gsunga, München 2014.

Eisenmann, Joseph Anton: Beschreibung der Haupt- und Residenzstadt
München und ihrer Umgebungen, in
topographischer, geschichtlicher und
statistischer Hinsicht, München 1814,
2., verbesserte und sehr vermehrte
Auflage, Erstausgabe 1812.

Elsholtz, Johann Sigismund:
Diaeteticon, Cölln an der Spree 1682,
hrsg. und mit einem Nachwort vers.
von Manfred Lemmer, Nachdruck
München 1984.

Erbendorfer Mundart-Lexikon,
<http://www.mundart-lexikon.de>
[29. März 2015].

Faselius, August: Latium oder das alte
Rom in seinen Sprüchwörtern, Weimar
²1865.

Feiler, Johann: Handbuch der Diätetik,
Landshut 1821.

Fendl, Josef: Von der göttlichen
Grobheit unserer Mundart. Bairische
Sprachbilder, Pfaffenhofen 1994.

Fossel, Victor: Volksmedicin und
medicinischer Aberglaube in Steiermark. Ein Beitrag zur Landeskunde,
Graz 1885.

Fraenger, Wilhelm (Hrsg.): Deutscher
Humor aus fünf Jahrhunderten,
Eltville am Rhein 1979.

Francisci, Erasmus: Die Ehre der
Verblichenen etc., Nürnberg 1690.

Friedl, Paul: Schnaderhüpfl des
„Baumsteftenlenz", Tittling 1982.

Friedl, Paul: Vom Passauer Tölpel
zum niederbayerischen Eiffelturm.
Besonderes und Interessantes aus
Alt-Niederbayern und dem Waldland,
Tittling 1986.

Froehner, Reinhard: Kulturgeschichte der Tierheilkunde. Ein Handbuch
für Tierärzte und Studierende,
Geschichte des deutschen Veterinärwe-
sens, 2. Band, Konstanz 1954.

Frohn, Birgit: Klostermedizin,
München 2001.

**Göttler, Norbert/Museumsverein
Dachau e. V. (Hrsg.)**: Dachauerisch.
Vom Arwashiata zur Zwickklufern,
Dachau 2004.

Göttler, Norbert: Irxenschmoiz und
Wedahex. Alte bairische Worte,
Dachau 2014.

Göttler, Norbert: Ohrwuzler und
Zeiserlwagen. Alte bairische Worte,
Zweiter Band, Dachau 2015.

Grasberger, Thomas: Grant. Der
Blues des Südens, München 2012.

Grewendorf, Günther: Warum
Bairisch genial ist. I mog di obwoist a
Depp bist, München 2021.

Gruber, Maria: Mit Stieren ackern.
Eine Bauerntochter erzählt ihr Leben,
Lizenzausgabe Augsburg 2012,
Originalausgabe München 1990.

Haller, Reinhard: Aufzwickt. Volks-
humor in Niederbayern. 600 Orts- und
Landschaftsneckereien, Schwänke,
Redensarten, Spitznamen, Reihen und
Reime, Grafenau 1984.

Haller, Reinhard: Waldlerspüch für
dreihundertsechsundsechzig Tage.
Lebendiges Sprichwort im Bayerischen
Wald, Grafenau ²2000.

Haller, Reinhard: „...gehen zum Tanz
und schnupfen gemachten Bresil!", in:
Schöner Bayerischer Wald 150/2003,
S. 20–22.

Haller, Reinhard: „Wej d'Henn
inter'n Schwoaf". Volkstümliche Rede-
weisen in der Bodenmaiser Mundart,
hrsg. vom Förderverein Bodenmaiser
Geschichte und Kulturdenkmäler e.V.,
Bodenmais/Zwiesel 2004.

Häring, Georg: Dö Woazan und eahna Gai. Land, Leute und wirtschaftliches Leben im niederbayerischen Gäu, Plattling 1989.

Hietsch, Otto: Bavarian into English. A Lexical and Cultural Guide, Straubing ²1995, Erstausgabe 1994.

Hietsch, Otto: Bavarian into English. A Lexical and Cultural Guide. Volume Two, Neutraubling 1995.

Hietsch, Otto: Bavarian into English. A Lexical and Cultural Guide. Volume Three, Neutraubling 1997.

Hietsch, Otto: Wörterbuch Bairisch – English. Von Apfelbutzen bis Zwickerbusserl, Regenstauf 2015.

Höfler, Max: Volksmedizin und Aberglaube in Oberbayerns Gegenwart und Vergangenheit, München 1888.

Höschl, Josef: Unterm bayerischen Himmel. Finsinger Geschichten in Prosa und in Versen, Wartenberg 1994.

Höser, Joseph: Oberpfälzische Volks-Heilkunde, Kallmünz 1921.

Hovorka, Oskar von/Kronfeld, Adolf: Vergleichende Volksmedizin. Eine Darstellung volksmedizinischer Sitten und Gebräuche, Anschauungen und Heilfaktoren, des Aberglaubens und der Zaubermedizin. Bd. II, Stuttgart 1909.

Hufeland, Christoph Wilhelm: Die Kunst das menschliche Leben zu verlängern. Teil I und II, Jena 1801, Erstausgabe 1797.

Junkerjürgen, Ralf: Haarfarben. Eine Kulturgeschichte in Europa seit der Antike, Köln 2009.

Kammerer, Leopold: Die heitere Hausapotheke, Dachau ¹⁰1998, Erstausgabe 1985.

Kayser, Albrecht Christoph: Gesamlete Auszüge zur physisch- und politischen Kenntnis von Baiern, der Oberen Pfalz, Neuburg und Sulzbach, Frankfurt/Leipzig 1786.

Keil, Gundolf: „Eine lateinische Fassung von Meister Alexanders Monatsregeln: Bairische Gesundheitsregeln aus dem Ende des 14. Jahrhunderts", in: Gerhard Baader/Gundolf Keil

(Hrsg.): Medizin im mittelalterlichen Abendland (= Wege der Forschung, Bd. 363), Darmstadt 1982, S. 228–259.

Kienberger, Karl: „Johannisfeuer – ein uralter Brauch", in: Gemeindebote Rattiszell 04/2008, S. 11.

Klein, Diethard H. (Hrsg.): Bayrisches Hausbuch. Alte Bilder, Lieder und Geschichten aus Ober- und Niederbayern, Schwaben und der Oberpfalz, Husum 1999.

Kneipp, Sebastian: Rathgeber für Gesunde und Kranke, Donauwörth 1891.

Kratzer, Hans: Ausgesprochen Bairisch. Von Mongdratzerln, Tschamsterern und anderen sprachlichen Kostbarkeiten, München 2013, 2., aktualisierte Auflage.

Lammert, Gottfried: Volksmedizin und medizinischer Aberglaube. In Bayern und den angrenzenden Bezirken, Würzburg 1869, Reproduktion München 1969.

Leveling, Heinrich Palmatius von: Medizinische Ortbeschreibung von Ingolstadt in Baiern, Ingolstadt 1797.

Lihotzky, Rainer: Spruchbeutel. Altbayerische Weisheiten, Redewendungen und Wortbilder, Trostberg 1987.

Lippl, Alois Johannes: Ein Sprichwort im Mund wiegt 100 Pfund. Weisheit des gemeinen Mannes in Sprüchen und Reimen, München 1958.

Loux, Françoise/Richard, Philippe: Sagesses du Corps. La Santé et la Maladie dans les Proverbes français, Paris 1978.

Marzell, Heinrich: Geschichte und Volkskunde der deutschen Heilpflanzen, Stuttgart 1938.

Mayr, Georg Karl (Hrsg.): Sammlung der Churpfalz-Baierischen allgemeinen und besondern Landes-Verordnungen von Justiz-Finanz-Landschafts-Mauth-Polizey-Religions-Militär- und vermischten Sachen. Fünfter Band, München 1797.

Mayer, Josef Maria: Münchener Stadtbuch. Geschichtliche Bilder aus dem alten München, München 1868.

Mayer, Thomas: Baiersche Sprichwörter mit Erklärung ihrer Gegenstände zum Unterricht und Vergnügen. Erstes und Zweites Bändchen, München 1812.

McCormack, R.W.B.: Tief in Bayern. Eine Ethnographie, München 2002, Erstauflage Frankfurt 1991.

Montaigne, Michel de: Tagebuch einer Reise nach Italien, Paris 1774, hrsg. und mit einem Vorwort vers. von Peter Godman, aus dem Französischen von Ulrich Bossler, Nachdruck Wiesbaden 2005.

Münchener Anzeiger. Beilage zu den Neuesten Nachrichten 59/1850.

Müller, Carl Friedrich August (Hrsg.): Die Bayer'sche Landbötin Nro. 72 (16. Juny). Erste Jahreshälfte, München 1835.

Mundigl, Joseph: Bayerische Volkskunde. Sitte und Brauchtum, München 1955.

Nicolai, Christoph Friedrich: Beschreibung einer Reise durch Deutschland und die Schweitz, im Jahre 1781. Erster und zweiter Band, Berlin/Stettin 1783.

N.N.: Der Poetische Medicus, oder Sammlung auserleßner Medicin- und Physicalischer Gedancken, Verse, Sprichwörter, Sentenzen, Lebens- und Haußhaltungs-Regeln, Berlin/Leipzig 1730.

N. N.: Jahrbuch der praktisch-polizeilichen und gerichtlichen Thierheilkunde von und für Bayern. Erster Jahrgang, Nürnberg 1830.

N.N.: Sammlung von mehr als achthundert poetischen theils moralischen theils scherzhaften Gesundheiten zum angenehmen und unschuldigen Zeitvertreibe, Kiel 1763.

N.N.: „Zuverläßiges Mittel gegen die Kröpfe", in: Churpfalzbaierisches Intelligenzblatt. 39. Stück, München, den 16. November 1787.

N.N.: „Der Aderlaß",in: Volksfreund in Baiern. Sonntags-Blatt zur Unterhaltung und Belustigung für gebildete Leser aus allen Ständen, München, 22. Dezember 1822, Nro. XXVII. n.pag.

Nußhardt, Leopold: Beschreibung des Fürstenthums Passau kursalzburgischen Antheils etc., Passau 1804.

Opitz, Karl (Übers.): „Avicenna. Das Lehrgedicht über die Heilkunde (Canticum de Medicina)". Aus dem Arabischen übersetzt von Dr. med. Karl Opitz, in: Institut für Geschichte der Medizin und der Naturwissenschaften in Berlin (Hrsg.): Quellen und Studien zur Geschichte der Naturwissenschaften und der Medizin. Fortsetzung des Archivs für Geschichte der Mathematik, der Naturwissenschaften und der Technik. Redigiert von P. Diepgen und J. Ruska. Band 7 – Heft 2/3, Berlin 1939, S. 150–220.

Oswald, Franz Joseph: Abhandlung von den in Baierlande meist herrschenden Vorurtheilen und der menschlichen Gesundheit höchst schädlichen Fehlern. Erster und Zweyter Theil, München 1776.

Pertler, Michael: Am Sonnenwald daheim. Erinnerungen aus meiner Bayerwald-Heimat, Kallmünz ²2003.

Pezzl, Johann: Reise durch den Baierschen Kreis, Faksimileausgabe der 2. erweiterten Auflage von 1784, München 1973.

Pollinger, Johann: Aus Landshut und Umgebung. Ein Beitrag zur Heimat- und Volkskunde, München 1908.

Queri, Georg: Kraftbayrisch. Ein Wörterbuch der erotischen und skatologischen Redensarten der Altbayern, hrsg. und mit einem Nachwort vers. von Michael Stephan, München 2003, Erstausgabe München 1912.

Reder, Heinrich: Der Bayerwald, Passau 1861.

Reiser, Wolf: Die Bayern pauschal, Frankfurt am Main 1998.

Rieros, Juan Sorapan de: Medicina Espanola Contenida En Proverbios Vulgares de nuestra Lengua, Granada 1616. Nachdruck in: José Maria Sbarbi (Hrsg.), El Refranero General Espanol. Band 3, Madrid 1875.

Riesbeck, Johann Kaspar: Briefe eines Reisenden Franzosen durch Bayern, Pfalz und einen Theil von Schwaben an seinen Bruder in Paris, o. O. 1783.

Ringseis, Franz: Der Witz in Bayern, München 1979.

Ringseis, Franz: I schaug mitm Ofarohr ins Gebirg. 1000 bayerische Redensarten, Dachau 1993.

Rottmeir, Johann: A Hund bist fei scho! Bairische Sinnsprüche, Redensarten und Lebensweisheiten, München 2015.

Rottmeir, Johann: Bazi, Blunzn, Breznsoizer. Bairisch gredt von A bis Z, München 2015.

Ruff, Margarethe: Zauberpraktiken als Lebenshilfe. Magie im Alltag vom Mittelalter bis heute, Frankfurt/Main 2003.

Sailer, Johann Michael (Hrsg.): Die Weisheit auf der Gasse, oder Sinn und Geist deutscher Sprichwörter, Sulzbach 1843.

Schaden, Adolph von: München wie es trinkt und ißt, wie es lacht und küßt. Erstes Heft, München 1835.

Schaden, Adolph von (Hrsg.): Neuester Wegweiser durch die Haupt- und Residenzstadt München und deren Umgebungen, München 1838, 2. vermehrte und verbesserte Auflage.

Scharl, Benno: Beschreibung der Braunbier-Brauerey im Königreiche Baiern. Aus dem Nachlasse Benno Scharl's, gräflich-seinsheimischen Verwalters zu Grünbach, München 1814.

Schauber Vera/Schindler, Hanns Michael: Heilige und Patrone im Jahreslauf, München 2000.

Schipperges, Heinrich: Lebendige Heilkunde. Von großen Ärzten und Philosophen aus drei Jahrtausenden, Freiburg 1962.

Schipperges, Heinrich: Der Garten der Gesundheit. Medizin im Mittelalter, München 1985.

Schlappinger, Hans: „Der Niederbayer im Spiegel seiner Sprache", in: Straubinger Hefte 09/1959, S. 1–45.

Schleis von Löwenfeld, D.: „Bemerkungen über die Hundswut IV.", in: Siegmund von Bibra (Hrsg.): Journal von und für Deutschland 1786. Dritter Jahrgang. Drittes Stück, S. 217–224.

Schlicht, Josef: Bayerisch Land und Bayerisch Volk, Grafenau 2004, neue, unveränderte Auflage des 1875 erstmals erschienenen Werkes nach der Ausgabe Straubing 1927.

Schmaußer, Josef/Lang, Heinz: „Oberpfälzer Dialekt- und Sprichworte", <http://www.kastl.net./Dialektworte.htm> [27. März 2015].

Schmeller, Johann Andreas: Bayerisches Wörterbuch. Band 1, München 2008, 7. Nachdruck der 2. Ausgabe München 1872–1877.

Schmeller, Johann Andreas: Bayerisches Wörterbuch. Band 2, München 2008, 7. Nachdruck der 2. Ausgabe München 1872–1877.

Schmid, Hans Ulrich: Bairisch, München 2012.

Schmidkunz, Walter: Waschechte Weisheiten. Bairisch-bäurische Sprichwörter und Redensarten, Rosenheim 1977.

Schönwerth, Franz Xaver von: Aus der Oberpfalz. Sitten und Sagen. Erster Theil, Augsburg 1857.

Schönwerth, Franz Xaver von: Aus der Oberpfalz. Sitten und Sagen. Zweyter Theil, Augsburg 1858.

Schönwerth, Franz Xaver von: Aus der Oberpfalz. Sitten und Sagen. Dritter Theil, Augsburg 1859.

Schönwerth, Franz Xaver von: Sprichwörter des Volkes der Oberpfalz in der Mundart, Stadtamhof 1873.

Schreger, Odilo: Lustig- Und Nutzlicher Zeit-Vertreiber, In sich begreiffend Allerhand erklärte, fremde, und Juridische Wörter; schöne Sprüch-Wörter; nutzliche und lustige Fragen; Erfindungen Weltlich- und Geistlicher Sachen; einfältige Bauern-Regel; Müntz-Weesen; Ar[tz]ney-Mittel; allerhand Kunst-Stücklein; lächerliche Begebenheiten, etc. Zum Lust und Nutzen eines Melancholischen und langweiligen Gemüts. Zusamm getragen Von P. Odilo Schreger, Benedictiner in dem befreyten Closter Ensdorff, in der Obern Pfaltz. Cum Licentia Superiorum, Verlegts Johann Gastl, Buchhändler zu Stadt am Hof, bey Regenspurg, 1753.

Schreger, Odilo: Zu nutzlicher Zeit-Anwendung zusamm getragener Auszug der Merckwürdigsten Sachen, Stadt am Hof/Passau 1755.

Schreger, Odilo: Speiß-Meister Oder Nutzlicher Unterricht Von Essen und Trincken, hrsg. und erl. von Manfred Knedlik und Alfred Wolfsteiner, Neudruck der Erstausgabe von 1766, Kallmünz 2007.

Schreiber, Heinrich: „Feen und Hexen", in: Heinrich Schreiber (Hrsg.): Taschenbuch für Geschichte und Alterhum in Süddeutschland. Fünfter Jahrgang, Freiburg im Breisgau 1846, S. 1–222.

Schubert, Ernst: Essen und Trinken im Mittelalter, Darmstadt 2006.

Seidl, Helmut A.: „Health Proverbs in Britain and Bavaria. A Sampling of Parallels", in: Otto Hietsch (Hrsg.): Bavarica Anglica. Volume I, Frankfurt am Main 1979, S. 71–97.

Seidl, Helmut A.: Den Kopf halt kühl, die Füße warm! Sprichwörtliche Gesundheitstipps und was dahinter steckt, Darmstadt 2012, Sonderausgabe 2017.

Seidl, Helmut A.: Medizinische Sprichwörter. Das große Lexikon deutscher Gesundheitsregeln, Darmstadt ²2013, Erstausgabe 2010, Sonderedition 2017.

Seidl, Helmut A.: Sprichwörtliches über Altbayern: 444 Ortsporträts aus Oberbayern, Niederbayern und der Oberpfalz, Regensburg 2013.

Seidl, Helmut A.: „Der Hengersberger Hexenprozess vom Jahre 1868. Aberglaube und Exorzismus im Sonnenwald", in: Deggendorfer Geschichtsblätter 37/2015, S. 135–164.

Seidl, Helmut A.: „Dieses streitet wider die ganze gesunde Vernunft! Der Straubinger Stadtmedikus Franz Joseph Edler von Oswald (1740–1807)", in: Jahresbericht des Historischen Vereins für Straubing und Umgebung 117/2015, S. 159–182.

Seidl, Helmut A.: „Aus der Najaden Umarmung gingen sie verjüngt hervor! Der bayerisch-schwäbische Mediziner

J. E. Wetzler (1774–1853)", in: Markus Würmseher/René Brugger (Hrsg.): Grenzüberschreitungen zwischen Altbayern und Schwaben. Geschichte, Politik und Kunst zu beiden Seiten des Lechs. Festschrift für Wilhelm Liebhart, Regensburg 2016, S. 261–294.

Seidl, Helmut A.: Der Kreuzlmacherbube und Konsorten. Bayerns größte Räuberbande, Norderstedt 2019.

Sepp, J[ohann]. N[epomuk]: Orient und Okzident. Hundert Kapitel über die Nachtseite der Natur, Zauberwerk und Hexenwesen in alter und neuer Zeit, Berlin 1908.

Singer, Josefa: Wold-Hoamat. Heimatgedichte – Geschichten – Lieder –Schmugglergeschichten – Waldlersprüche, Straubing 2013.

Spemann, Wilhelm (Hrsg.): Schatzkästlein des guten Rats, Berlin und Stuttgart 1888, 3. Auflage, Nachdruck Berlin 1987.

Stahleder, Helmuth: Chronik der Stadt München. Erzwungener Glanz. Die Jahre 1706–1818 (= Chronik der Stadt München für das Stadtarchiv München, hrsg. von Richard Bauer, Band 3), Ebenhausen/Hamburg o. J. [2005].

Stemplinger, Eduard: Wir Altbayern, München 1946.

Vehse, Carl Eduard: Die Höfe zu Bayern. Von Kurfürst Carl Theodor bis König Maximilian II. Joseph. 1777 bis 1852, Leipzig 1994.

Vogel, Hans-Jochen: …, daß den Postkutschen ausgewichen werden soll…, hrsg. von der Bayerischen Landeszentrale für politische Bildungsarbeit München, München 1967, 2. erweiterte Auflage.

Voment, Josef: Das weißblaue Maul, Seebruck am Chiemsee 1949.

Wagener, Samuel Christoph: Sprichwörter-Lexicon mit kurzen Erläuterungen, Hildesheim 2005, Nachdruck der Ausgabe Quedlinburg 1813.

Waltinger, Michael: Niederbayerische Sagen, Passau ⁴1992.

Wander, Karl Friedrich Wilhelm: Deutsches Sprichwörter-Lexikon. Ein Hausschatz für das deutsche Volk. 5 Bände, Leipzig 1867–1880.

Wanninger, Franziska/Frank, Martin: Der famose Freistaat, Hamburg 2020.

Weber, Carl Julius: Deutschland, oder Briefe eines in Deutschland reisenden Deutschen. Erster Band, Stuttgart 1834, vermehrte und verbesserte Auflage, Erstausgabe 1826.

Werner, Elyane: Bayerische Sprichwörter, München 1991.

Westenrieder, Lorenz (Hrsg.): Beyträge zur vaterländischen Historie, Geographie, Staatistik [sic], etc. Sechster Band, München 1800.

Wetzler, Johann Evangelist: Briefe an eine Dame über Aderlassen, Brechen und Purgiren, Landshut 1801.

Wilhelm, Kurt: Wo Gott auf Erden leben würde. 1500 Jahre Bayern: lebendig, frech, witzig, Husum 2011.

Wolfsteiner, Joseph: „Volkskrankheiten und Volksmedicin". Bavaria. Landes- und Volkskunde des Königreichs Bayern. Zweites Buch: Oberbayern, 444–473, München 1860.

Wolfsteiner, Joseph: „Volkskrankheiten und Volksmedicin". Bavaria. Landes- und Volkskunde des Königreichs Bayern. Drittes Buch: Niederbayern, 1023–1032, München 1860.

Wurzer, Anton: Steinpfälzer Schelmenspiegel. Kurzweiliges und Ergötzliches, Kallmünz 1952, 4. Auflage 1998.

Zaupser, Andreas: Versuch eines baierischen und oberpfälzischen Idiotikons. Nebst grammatikalischen Bemerkungen über diese zwo Mundarten, und einer kleinen Sammlung von Sprüchwörtern und Volksliedern, München 1789.

Zedler, Johann Heinrich: Großes vollständiges Universal-Lexicon. Funfzehenter Band, K. Halle/Leipzig 1737, <https://de.wikisource.org/wiki/Zedler:Kropf,_was_solcher_sey> [24. Juni 2019].

Zehetner, Ludwig: Das bairische Dialektbuch, München 1985.

Zehetner, Ludwig: Basst scho! Wörter und Wendungen aus den Dialekten und der regionalen Hochsprache in Altbayern, Regensburg 2010, 2., korrigierte Auflage.

Zehetner, Ludwig: Basst scho! Band 2. Weitere Streiflichter auf die deutsche Sprache in Altbayern, Regensburg 2010.

Zehetner, Ludwig: Basst scho! Band 3. Eine neue Runde auf dem Spaziergang durch die Heimatsprache Altbayerns, Regensburg 2011.

Zehetner, Ludwig: Bairisches Deutsch. Lexikon der deutschen Sprache in Altbayern. Regensburg 2014, 4., überarbeitete und erweiterte Auflage.

Zehetner, Ludwig: Wert und Ehre des Bairischen, Regensburg 2020.

Zellner, Sophie: I wünsch dir an Sunnschein. Geschichten – Gedichte – Gedanken, Waldkirchen 1999.

Zeitler, Walther: Bayerwald-Porträts. Von Sängern, Sauschneidern, Schindelmachern, Schlangenfängern und anderen Menschen, Straubing ²2010, Erstausgabe 2006.

Zimmermann, Walther: Arzt- und Apothekerspiegel. Eine Sprichwörtersammlung, Dresden 1924.

BILDNACHWEIS

S. 21: Harnbeschau. Johann Wonnecke von Kaub, Gart der Gesundheit, Mainz 1485, Wikimedia Commons (Public Domain)

S. 28: Aderlass. Holzschnitt, H. Brunschwig, Liber pestilentialis, Straßburg 1500, aus: Hermann Peters, Der Arzt und die Heilkunst in der deutschen Vergangenheit, Band 3, Zweite Auflage, Jena 1924

S. 30: Maria Amalia. Anonyme Gravur, um 1725, ÖNB Wien: PORT_00047458_01

S. 35: Schröpfköpfe. Kalenderholzschnitt, Lübeck 1519, aus: Hermann Peters, Der Arzt und die Heilkunst in der deutschen Vergangenheit, Band 3, Zweite Auflage, Jena 1924

S. 41: Platterte. Im Verein urfideler Kahlköpfe, Originalzeichnung von C. Koch, aus: Illustrirte Zeitung, Nr. 2055, 18.11.1882, S. 447

S. 53: Wagscheite-Verbund. Aktuelle Aufnahme, Wagnerei-Museum Zacherl in Dietfurt an der Altmühl

S. 67: Oberbayerin mit Kropfkette. Postkarte (um 1920), Privatarchiv Autor

S. 69: Ein Gwamperter. Postkarte (um 1930), Privatarchiv Autor

S. 77: Die Knödelwerferin. Aktuelle Aufnahme der Deggendorfer Brunnenfigur, Privatarchiv Autor

S. 81: Weihwasserkessel auf einem elsässischen Flohmarkt. Privataufnahme 2012, Wikimedia Commons (Public Domain)

S. 86: Buttern. Jägerschliche, Gemälde von Franz von Defregger, Die Gartenlaube, Leipzig 1892, S. 533, Wikimedia Commons (Public Domain)

S. 93: Bierbrauer. Jost Amman, Das Ständebuch, Frankfurt am Main 1568, Wikimedia Commons (Public Domain)

S. 97: Podagra. Johann Andreas Schlegel, Scriptum apologetico-politicum de podagra etc., Weisenfels 1687, Wikimedia Commons (Public Domain)

S. 107: Kaffeetrinken. Zeichnung von Paul René Reinicke, vor 1926, Wikimedia Commons (Public Domain)

S. 119: Waldler. Zeichnung von A. Hoffmann, München, aus: Franz Xaver Bronner, Bayerisch Land und Volk in Wort und Bild, München 1910, S. 418

S. 122: Oberländer. Zeichnung von H. Meyer, Cassel, aus: Franz Xaver Bronner, Bayerisch Land und Volk in Wort und Bild, München 1910, S. 377

S. 129: Wastl und Urschl. Oktoberfest-Blatt, aus: Beilage zu „Salz und Pfeffer", Nr. 40, München 1867

S. 145: Die Drud. Zeichnung von Wilhelm Schade, Illustrirter Katalog der zweiten Münchener Jahres-Ausstellung von Kunstwerken aller Nationen im kgl Glaspalaste 1890, 3. Auflage, Münchner Stadtbibliothek / Monacensia, Mon 3312/1890

S. 171: Salbei. Valentins Kräuterbuch, Frankfurt 1719, aus: Hermann Peters, Der Arzt und die Heilkunst in der deutschen Vergangenheit, Band 3, zweite Auflage, Jena 1924

S. 175: Hubertusschlüssel. Anonyme Illustration, Lüttich, vor 1872, aus: Franz Bock & Michael Willemsen, Die mittelalterlichen Kunst- und Reliquienschätze zu Maestricht, 1872

WORTREGISTER

PFÜAT DI GOOD
UND BLEIB GSUND,
SCHEE BIST EH!

(Gspaßiger Abschiedsgruß in Niederbayern)